侯中伟
主编

极简砭石治百病

U0206024

中国医药科技出版社

内容提要

本书分为基础篇和临床篇，基础篇简单介绍了砭石疗法的常识，包括砭疗器具、操作方法等；临床篇详细介绍了砭石疗法在不同患病人群中的应用。全书图文并茂，简单易学，可操作性强，适合中医爱好者、临床大夫阅读参考。

图书在版编目（CIP）数据

极简砭石治百病 / 侯中伟主编 . —— 北京：中国医药科技出版社，2018.6

（简易疗法治百病丛书）

ISBN 978-7-5214-0227-8

Ⅰ . ①极… Ⅱ . ①侯… Ⅲ . ①砭刺法 Ⅳ . ① R245.31

中国版本图书馆 CIP 数据核字（2018）第 089566 号

美术编辑　陈君杞

版式设计　锋尚设计

出版　**中国医药科技出版社**

地址　北京市海淀区文慧园北路甲 22 号

邮编　100082

电话　发行：010-62227427　邮购：010-62236938

网址　www.cmstp.com

规格　710×1000mm　$\frac{1}{16}$

印张　$11\frac{3}{4}$

字数　182 千字

版次　2018 年 6 月第 1 版

印次　2018 年 6 月第 1 次印刷

印刷　北京顶佳世纪印刷有限公司

经销　全国各地新华书店

书号　ISBN 978-7-5214-0227-8

定价　36.00 元

编委会

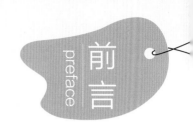

"砭石者，针灸之母也。"砭石疗法具有悠久的历史渊源，被誉为中国古代五大疗法之首。关于砭石，早在《山海经》中即有"砭石者，以石刺病也"的明确记载。

古今传诵、脍炙人口的扁鹊治疗虢国太子，"起死回生"的故事，就是使用"砭石"疗法完成的！

砭石从远古走来，历经了岁月的沧桑洗礼，经过了千年沉埋，在新时代，又重见天日，重新焕发出了夺目的光彩！

经过现代科学设备检测，砭石具有独特的微晶结构、增温效应，还有极宽的红外辐射频带，同时安全可靠。这些极好的理化特性成了砭石临床取胜的法宝！

本书从砭石的理化特性，再到砭疗器具、操作方法，然后再到各科病证的砭石特色诊疗技术，均做了详细介绍，为广大读者展现了一个系统的特色诊疗体系。在领略砭石疗法临床魅力的同时，我们也看到了文化，仿佛看到了从远古走来的一个沧桑老人的独特风骨魅力。

同道们，朋友们，让我们一起为弘扬祖国医学当中的精华而不懈努力吧！

编者

2017 年 10 月

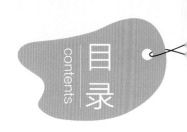

目 录 contents

基础篇

临床篇

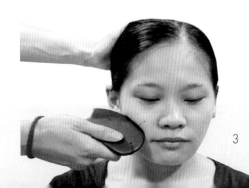

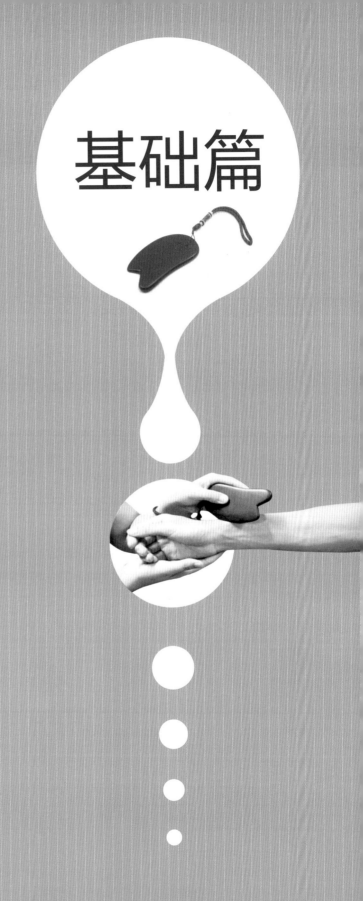

基础篇

第一章　砭石探源

中医学有着悠久的历史，正如巴甫洛夫所说："有了人类就有了医疗活动"。以伏羲为代表的早期畜牧业和以神农为代表的原始农业，可以说是中医药的起源。从最早的神农尝百草一日而遇七十毒开始，中华民族在中医药的发展过程中付出了艰辛的代价。正是由于我们祖先的不断实践，逐渐积累了丰富的经验，形成了独特的传统中医药学。它是祖国宝贵文化遗产的重要组成部分，为中华民族的繁衍昌盛作出了巨大贡献。

中国传统医学博大精深。中医到底有多少种医术是很难全部列举出来的。但认真梳理一下中医药的完整体系，可以归纳为五个方面，即：砭、针、灸、药、导引按跷。在我们最古老的，同时又是被大多数人公认的具有权威性的中医经典著作《黄帝内经》中就有这方面的记载。其中《素问·异法方宜论》云："黄帝问曰：医之治病也，一病而治各不同，皆愈何也？岐伯曰：地势使然也，砭石者，亦从东方来，毒药者，亦从西方来，灸焫者，亦从北方来，九针者，亦从南方来，导引按跷者，亦从中央出。"这五个部分是支撑着中医学术殿堂的顶梁柱。然而，在漫长的历史进程中，砭术却逐渐沉寂了，这确是中医学的一大损失。现在，在多学科的共同努力下，砭术重新被发掘出来，还传统中医一个完整构架。

第一节　砭石、砭术、砭石疗法

《说文解字》中对"砭"的解释为："砭，以石刺病也"；"因之名曰砭石"。即指用石具治病的过程称"砭"；用以治病的石具为"砭石"；用砭石治病的操作技术统称"砭术"。实际上，对砭的解释在方法上要广泛，不局限于刺法；在工具上也要多样化，不局限于尖状石具——石针。例如：在民间有用球形石头放在灶底草木灰中加温，用来治疗腰膝疼痛和腹痛。这也属于砭术的一种方法——温法，其所用石头显然也不能称之为石针。在民间使用的砭石工具还有石球、石板、石块、石磙、石棒等，都属于砭具；使用的手法有压法、擦法、搽法、刮法、温法、凉法等，与刺法一样，属于砭术的范畴。

"砭"字为石字旁，说明砭术是以石制工具治疗疾病的一种医术，右边的乏字形象地表明利用石制工具（砭具）在人体上实施多种手法（砭术）治疗治病的样子。对砭术正确的全面解释，应该是一切用石质工具对人类进行疾病治疗和预防保健的医术总称。

现在统称砭术为"砭石疗法"，有时"砭石"亦指代"砭石疗法"。如晋代全元起注《素问·宝命全形论》时说："砭石者，是古外治之法。有三名，一针石，二砭石，三镵石，其实一也。"

第二节　砭石成因

砭石中又以泗滨砭石疗效为最佳，下面以泗滨砭石为例，介绍一下砭石是如何形成的。

据中国地震局科学家考证和对产地的地质勘查后，科学家提出陨星撞击说。6500万年前一颗特殊陨星撞击了鲁西南地区，陨星撞击地表岩层产生爆炸，在高温、高压、等离子环境中，星际物质与地表岩层相互交融、渗透，最后落在地表，形成浮石，即泗滨浮石。泗滨浮石是我国最早被命名的石材，用它制成的磬（古代供皇家专享的乐器、法器、神器）称泗滨浮磬，在四千多年前就是贡品，用它制成的医疗工具即是砭石。

"爆炸"一说的地质学家娄华君，经过多年研究认为，在距今6500万年前，有颗直径约为10km的铁质陨星撞击了鲁西南地区，造成以巨野为中心的撞击大坑。（菏泽：古之大泽）

地球物理研究员耿乃光教授据此理论分析认为"弹坑"半径不小于60km，

而"弹坑唇"会波及更远的泰沂山区。

耿教授说："浮石的形成为大爆炸瞬间、抛入空中在高温高压下，等离子体中吸收了陨星爆炸物散落地表而形成浮石。并在快速冷却过程中形成微晶结构。这是特殊条件下天地造化的杰作。"在应该是"唇边"的泗水之滨的深入考查中，研究者看到许多和"大爆炸"理论吻合的现象：如采到的浮石多呈不规则散落，厚薄不匀，附着状态等。最薄者只有几厘米，厚者挤成块状。

这类浮石的共同特征：都有反正面，"正"面大致平滑多呈流线型，"反"面（向岩石附着的一面）则呈凹凸不平的类蜂窝状。

耿教授为了验证这一猜想，他亲临泗水考察，从而更证实了这一理论。

第三节　砭石的理化特性

在众多的石具中，砭石之所以能够被选择用作治疗疾病的工具，是由于它良好的治疗效果；而决定其效果的，是它独特的理化特性。

（1）超声波测定

摩擦或敲击此石可发出极丰富的超声波脉冲。有一种奇特的能量场，作用于人体可以产生超声波并循经而行检测出砭石的超声波次数为3698次/秒，超声波频率为20~2000kHz。可以有效地疏通经络，改善微循环，抑制癌细胞的生长和消除体内多余脂肪。

（2）远红外辐射对人体能产生良好的生理效应测定

砭石具有丰富的远红外能量，其峰值波宽为8～16mm，比一般材料的要长，称极远红外，可以增加细胞活性，加速分子运动，促进新陈代谢。可以使人体升温，适合治疗中医的痹证。

（3）放射性测定

放射性物质含量分析：砭石的放射性核素镭-226、钍-232、钾-40的放射性比活度内照射指数为0.043，外照射指数为0.044，分别是国家标准GB 6566—2001规定限量的1/23和1/30。有害物质含量（单位：μg/g）：铅（Pb）为1.25、镉（Cd）为0（未检出）、铬（Cr）为3.65、汞（Hg）为0.01、砷（As）为0.2，远远低于国家标准GB 7916—1987和GB 18584—2001规定的限量。所以砭石是对人体有益无害的，可以放心使用的保健养生产品。

（4）颗粒细度测定

砭石是一种方解微晶石，颗粒细度小于0.03mm，按摩人体可以使人体感到舒适，敲击此石，可发出金属的声音。

（5）微量元素测定

砭石含有四十多种微量元素。微量元素对人体有非常重要的意义。微量元素可以提高人体的免疫力，使人体保持一个健康的状态。天然砭石的主要成分是一种称为"微晶灰岩"的矿物质，其中最多的是锶、氧化钙，其次是氧化硅、氧化钠等，还有铝、铁、镁、磷等多种元素，微量元素及稀土元素有铬、锰、镍、铜、钇等，含有超过36种对人体有益的元素，放射性物质含量极微。同时部分砭石中含有铜、铁等金属物质，致使砭石会呈现灰黑色以外的红、黄、绿等颜色。辨别砭石最重要应当看化学元素分析，也就是我们常说的检测报告。所以，砭石存在多种颜色，单靠颜色无法判定是否为砭石。总的来说，合格的砭石对人体有益无害，是制作中医医疗器械的上品。

（6）微循环测定

砭石接触人体表皮，在"微循环检测仪"监视器的屏幕上，可清晰看到小血管及毛细血管中迅速加快的血液流动状态。

（7）调节血脂测定

饮用砭石浸泡水可降低血液中的甘油三酯、胆固醇，提升高密度脂蛋白，有明显的调节高脂血症作用。

（8）按摩渗透疗效测定

用砭石叩、拍人体时有明显的针刺感（无形针）。砭疗不会因为每个技师手法的差异而使保健效果大打折扣，同时，它能深入皮下与人体细胞分子形成共振，能达到许多传统手法所达不到的效果。

（9）关于有害电磁波的屏蔽

泗滨砭石床垫利用现代高科技手段，充分地把有害人体健康的电磁波辐射进行了全面屏蔽，以达到对人体的绿色环保作用。

依据砭石的矿物结晶颗粒度，砭石分为3个等级：A级，粒度＜0.05mm；B级，粒度＜0.1mm；C级，粒度＜0.5mm。

按砭石摩擦人体产生的超声脉冲次数将砭石分为3个等级：A级，＞3000次；

B级，>2000次；C级，>1000次。

按砭石辐射的红外波谱带宽最大波长将砭石分为3个等级：A级，>15μm；B级，>14μm；C级，>13μm。

各种板状石材工具刮擦人体一次的平均超声波脉冲次数

材料	平均超声波脉冲次数	频率范围（kHz）
泗滨砭石	3708	20 ~ 2000
木鱼石	2480	20 ~ 1000
羊脂石	2249	20 ~ 1000
青玉	1938	20 ~ 800
绿玉	1834	20 ~ 800
黄玉	1820	20 ~ 800
双色玉	1740	20 ~ 700
岫岩玉	1720	20 ~ 700
青纹石	1715	20 ~ 600
棕石	1680	20 ~ 600
昌平花岗岩	1375	20 ~ 500
济南辉长岩石	1287	20 ~ 500
房山大理岩	688	20 ~ 400
水牛角	353	20 ~ 200

第二章

中医与砭石疗法

砭石临床治疗，是以中医学基础理论为指导，具体运用经络、腧穴、砭石等基础知识和基本技能，对临床病证进行辨证施治。这是砭石防治疾病方法的实施，又是中医学整体观念和辨证论治原则的贯彻。其中理、法、方、穴、术的具体应用，即全面体现砭石疗法的特点。

第一节　阴阳与砭石疗法

阴阳学说是我国古代朴素的辩证法思想的一部分，它概括了宇宙事物的两个属性，说明了自然界某些事物和现象之间，互相对立又互相依存的关系。然而阴阳之间互相对立又互相依存的关系并不是静止不变的，它们之间不断地此消彼长保持相对的平衡，也可形成偏盛偏衰，这是阴阳在运动中的量变过程。事物的阴阳两方，发展到一定阶段，可以各自向着相反的方向转化，这是阴阳在运动中的质变过程。

事物的阴阳属性并不是绝对的而是相对的。一方面表现为在一定的条件下，阴阳可以相互转化，另一方面体现于事物阴阳无穷的可分性。

组织结构：从部位上来讲，中医学认为上部、体表、背部、外侧属阳；下部、体内、腹部、内部属阴。从脏腑来说，五脏属阴，六腑属阳。物质属阴，功能属阳。精、血、津液属阴，气属阳。五脏之中又分阴阳，心、肺属阳，肝、脾、肾属阴。

阴阳学说在生理病理上的应用：从物质与功能的对立统一关系来看，"阴"代表物质，藏于五脏，是阳气和能量的来源，"阳"代表功能活动，是指体内轻清之气，有卫外而固守阴精的作用。生理功能的亢奋属阳，抑制属阴。疾病的发生就是阴阳失去平衡。机体阴阳的任何一方虚损到一定程度，也可导致对方的不足，即"阳损及阴""阴损及阳"，最后可出现"阴阳两虚"。

在疾病诊断上的应用：阴阳失调既然是病理变化的关键所在，那么诊断疾病也应当从阴阳变化方面去探索病情，才能认识疾病的本质。阴阳是八纲辨证的总纲，表、热、实属阳，里、虚、寒属阴。如：望诊色泽鲜明者属阳，色泽晦暗者属阴；闻诊声音洪亮者属阳，声音低微者属阴；脉浮、数、大、滑、实者属阳，沉、迟、小、涩、虚者属阴。

阴阳学说在砭石疗法中的应用：通过诊断，既得疾病之症结，始可采取适当治疗，针对阴阳偏盛偏衰进行补偏救弊，使之复归于平衡。调整阴阳，促使"阴平阳秘"，恢复阴阳的相对平衡，是治疗疾病的基本原则。《内经》中有：阴病治阳，阳病治阴的理论。例如阴证、脏病虚证可以用阳穴背俞穴施电热砭的温补法治疗；阳证、腑病实证可以用阴穴募穴施紧提慢按逆经划的泻法治疗。

第二节　五行与砭石疗法

五行学说是用木、火、土、金、水五种物质来概括事物的属性，用生克乘侮的变化规律，来说明事物之间的相互关系。

五行学说将人体内脏分为五行，以五行的特性说明五脏的生理活动。例如：肝喜条达，主疏泄，故属木；心喜温煦，故属火；脾主生化，故属土；肺主肃降，故属金；肾藏精、主水，故属水。五行学说还可以用于说明脏腑之间的相互滋生和相互制约的关系。例如：肝（木）藏血以济心（火），脾（土）的运化以制肾（水）的泛滥等。

通过五行学说内脏相生相克的关系，中医有了很多有效的治疗方法，如培土生金、滋水涵木、扶土抑木、壮水制火等。五行学说能够指导砭石的应用，例如胃脘痛，有反酸，呃逆，两胁肋胀痛，说明胃痞满，肝气横逆。治法：肝属木（实证），胃属土（虚证），木克土，采取培土健脾，取中脘穴，用砭石揉推法（向左下、右下）以散气。采取泻肝，在肝的募穴用砭擀指做紧提慢按的泻法。

实者泻其子，取子经心包经的络穴内关，用砭擀指做紧提慢按的泻法。

第三节　脏象与砭石疗法

脏象学说简单来说即是脏腑学说。脏腑辨证，是根据脏腑的生理功能、病理表现，对疾病的证候进行分析归纳，借以推断病机，判定病变的部位、性质、正邪盛衰情况的一种辨证方法，是临床各科的辨证基础，是辨证体系中的重要组成部分。脏腑辨证，包括脏病辨证、腑病辨证、脏腑兼病辨证，在辨证时应从整体观念出发，才能正确地做出诊断，并在此基础上进行施治。

（一）肺与大肠

肺主气，司呼吸，主宣发肃降，通调水道，外合皮毛，开窍于鼻，与大肠相表里。凡呼吸不利，喘息少气，咳嗽，多痰，咯血等症多属肺的病变。

肺的病证有虚实之分，虚证多见肺气虚与肺阴虚；实证多见风寒热邪犯肺及痰湿阻肺等。大肠为传导之官，职司传化糟粕。其病证可见便秘、泄泻、里急后重、便血、脱肛和肠炎等。

（1）肺气虚：临床多见神疲乏力，语声低微，自汗，面色㿠白，舌淡，脉虚等症。治疗宜取手太阴经穴及背俞穴为主，顺经划或推或紧按慢提或温热补法，以补益肺气。

（2）肺阴虚：临床多见咳嗽气短，痰少而黏或痰中带血，五心烦热，潮热盗汗，颧红，舌红少苔，脉细数等。治疗宜取手太阴经穴、足少阴经穴及背俞穴为主，顺经划或推或紧按慢提补法，以养阴、润肺、降火。

（3）风寒束肺：临床多见咳嗽气喘，痰色稀白，口不渴，苔白脉浮紧等。治疗宜取手太阴、手阳明、足太阳经穴为主，逆经推或划、紧提慢按泻法，以宣肺散寒。

（4）热邪壅肺：临床多见咳嗽气粗，痰黄而稠，或呕吐腥臭脓血，大便秘结，小便短赤，舌红，苔黄，脉数。治疗宜取手太阴、手阳明经穴为主，逆经划或推、慢按紧提泻法，或刮痧渗血，以清宣肺热，止咳平喘。

（5）痰湿阻肺：临床多见咳嗽气喘，喉中痰鸣，胸胁胀满疼痛，喘息不得安卧，舌苔白腻或黄厚，脉滑或滑数。治疗宜取手足太阳经穴逆经划或推或紧提慢按泻法；足阳明经穴顺经划或推或紧按慢提补法，以宣肺而化痰湿。

（6）大肠实热证：临床多见便秘不通，腹痛拒按，或便泻黄糜。苔黄，脉滑数。治疗宜取手足阳明经穴和大肠的募穴、下合穴为主，逆经推或划或慢按紧提泻法或用凉砭，以泻热通腑。

（7）大肠湿热证：临床多见腹泻或痢下赤白，里急后重，肛门灼热，身热口渴，苔黄腻，脉滑数。治疗宜取足阳明、太阴经穴为主，以清泻大肠湿热。

（8）大肠虚寒证：临床多见腹泻，腹痛，肠鸣，或久泻脱肛，喜温喜按，舌淡苔白，脉细弱。治疗宜取本腑募穴，下合穴，足太阴、阳明及任脉经穴为主，逆经划、推、紧按慢提补法或温补法，以散寒止泻，补益阳气。

（二）脾与胃

脾主运化及统血，脾气以升为健，主四肢肌肉，开窍于口，与胃相表里。凡机体消瘦、腹胀、便溏、便血及女子崩漏等症多属脾的病变。脾病有虚有实。虚证多见脾气虚、脾阳虚；实证多见寒湿困脾、湿热蕴脾。

胃主受纳和腐熟水谷，为水谷之海，以降为和。胃腑病变则可见脘腹不舒，嗳气吞酸，呃逆，呕吐，食少纳呆等。

（1）脾气虚：临床多见面色萎黄，少气懒言，纳呆腹胀，便溏，甚则少腹下坠脱肛，舌淡苔薄白，脉缓等。治疗宜取足太阴、阳明经穴，本脏俞募穴及任脉经穴为主，顺经推、紧按慢提或热砭补法或温热法，以补气健脾。

（2）脾阳虚：临床多见面黄，纳少腹胀，便溏，四肢不温，少气懒言，舌淡苔白，脉濡弱等。治疗宜取本脏俞募穴及任脉经穴为主，顺经推、刮、紧按慢提或热砭补法，以温运中阳。

（3）寒湿困脾：临床多见脘腹痞闷，胀痛，食少便溏，泛恶欲吐，头身困重，舌淡胖苔白腻，脉濡缓等。治疗宜取足太阴经穴顺经推或划或紧按慢提或热砭补法，阳明经穴逆经划或推泻法，以健脾燥湿。

（4）湿热蕴脾：临床多见脘痞不舒，身重困倦，纳呆呕恶，便溏，苔黄腻，脉濡数等。治疗宜取足太阴经穴顺经推或划或紧按慢提补法，阳明经穴及小肠募穴逆经推或划或慢按紧提泻法，以健脾清热利湿。

（5）胃虚证：临床多见胃脘隐隐作痛，痛而喜按，得食痛减，旋即微痞，嗳气不除，面色少华，唇舌淡红，脉缓弱。治疗宜取本腑俞募穴及足阳明经穴为主，顺经推或划或温热补法，以益气和胃。

（6）胃寒证：临床多见胃脘绞痛，时时泛吐清涎，喜热饮，四肢厥冷，舌苔白滑，脉沉迟或弦紧。治疗宜取俞募穴及手足阳明经穴为主，顺经推或划或紧按慢提或温热补法，以温中散寒。

（7）胃热证：临床多见胃脘灼痛，吞酸嘈杂，渴喜凉饮，口臭，大便秘结，舌红苔黄，脉滑数。治疗宜取手足阳明经穴为主，逆经划或推或慢按紧提或凉砭泻法，以清胃泻火。

（三）心与小肠

心主血脉藏神，开窍于舌，与小肠相表里。凡表现血脉与神志异常，如心悸、失眠、神昏、发狂等症多属心的病变。

心的病证有虚有实，虚证为气血、阴阳不足；实证多是火热痰瘀等邪气的侵犯。

小肠为受盛之官，职司分别清浊。其症可见大小便失调、口舌生疮等。

（1）心阳不足：临床多见心悸不宁，气短，气喘，舌质淡或夹瘀点瘀斑，脉微弱或兼歇止等。治疗宜取本脏背俞和手少阴、任脉经穴为主，顺经推或划或紧按慢提或温热补法，以益气助阳，温经复脉。

（2）心阴亏虚：临床多见心悸频作，虚烦不安，少寐多梦，燥热，健忘盗汗，舌尖红或干红少苔，脉细数。治疗宜取背俞与手少阴、厥阴经穴为主，配以足少阴经穴，顺经推或划或紧按慢提或温补法，以调补心肾，使水火既济，则诸症可平。

（3）心火上炎：临床多见口舌生疮，咽痛口苦，小便赤少，舌赤苔黄，脉数。治疗宜取手少阴、手厥阴、太阳经穴为主，兼取手阳明经穴为辅，均用逆经划或推或慢按紧提或凉砭泻法，以泻诸经之热。

（4）痰火蒙心：临床多见神昏谵语，惊狂，不寐，壮热面赤，舌干色绛，苔黄厚腻，脉滑洪数。治疗宜取手少阴、厥阴经穴；甚者并用手足阳明、督脉，逆经推或划或慢按紧提或凉砭泻法，以泻诸经之热，宣通经气，豁痰宁神。

（5）小肠寒证：临床多见肠鸣泄泻，小便短少，腹痛喜按，苔白，脉迟。治疗宜取其俞募穴、下合穴为主，兼取足阳明经穴为辅，顺经紧按慢提或温法，以温运肠胃。

（6）小肠热证：临床多见口舌生疮，溃疡口臭。治疗宜取手少阴、太阳经穴为主，逆经推或划或慢按紧提或凉砭泻法，以泻诸经之火。

（四）肾与膀胱

肾为先天之本，藏精，主骨，生髓而上通于脑，开窍于耳，其华在发；又司水液，主纳气，与膀胱相表里，开窍于二阴。凡腰膝酸软、阳痿、气喘、腰痛等症多与肾有关。

肾的病变以虚证为主。包括肾阳不足、肾不纳气、阳虚水泛、肾阴亏虚等。

膀胱为津液之腑，职司小便。如膀胱不约则尿频、遗尿；膀胱不通则癃闭、淋沥。

（1）肾阳不足：临床多见面色白，形寒肢冷，精神不振，腰膝酸软，阳痿早泄，妇女不孕，舌淡，脉弱等。治疗宜取足少阴、任脉、督脉经穴及背俞穴，温热法为主，紧按慢提补法为辅，以温运肾阳，固摄精气。

（2）阳虚水泛：临床多见周身浮肿，下肢尤甚，按之陷而不起，大便溏泄，舌苔润滑，脉沉迟无力。治疗宜取背俞及任脉、足少阴、太阴经穴为主，顺经推或划或紧按慢提或温熨补法，以温经气，使回阳气化，水道通利，则肿胀自消。

（3）肾不纳气：临床多见气短喘逆，呼吸不畅，动则尤甚，自汗，懒言，头昏，畏寒，两足厥冷，舌淡，脉弱或浮取无力。治疗宜取背俞及任脉、督脉经穴为主，温熨肾经或紧按慢提补法，以温肾益气，引火归元。

（4）肾阴亏虚：临床多见形体瘦弱，头晕耳鸣，少寐健忘，多梦遗精，或是有潮热，腰膝酸软，舌红少苔，脉细数。治疗宜取背俞、足少阴经穴为主，兼取足厥阴、手太阴经穴，均用顺经推或划或紧按慢提补法，以补养肾阴。

（5）膀胱虚寒：临床多见小便频数，或遗尿，舌淡苔白，脉沉迟。治疗宜取本经背俞、任脉经穴为主，紧按慢提或温热补法，以振奋膀胱约束功能。

（6）膀胱实热：临床多见小便短，黄赤浑浊，甚或淋沥不畅，兼夹脓血砂石，舌赤苔黄，脉多数实等。治疗宜取本腑俞募穴及任脉、足三阴经穴，均用逆经划或推或慢按紧提或凉砭泻法，以清泻实热。

（五）心包与三焦

心包居胸中，位于心之外围，有护卫心脏的作用，与三焦相表里。由于心包经为神明出入之窍，在主宰思维活动的生理功能方面与心是一致的。凡临床以神昏谵语或癫狂燥扰等神志失常为主证的多属心包的病变。

心包病变的具体证治与心病略同，不予重复。

三焦是六腑之一，职司一身之气化。

（1）三焦虚证：临床多见肌肉肿胀，腹中胀满，气逆肤冷，或遗尿，小便失禁，苔多白滑，脉沉细或沉弱。治疗宜取其俞募穴及下合穴为主，兼取任脉等经穴，温热或紧按慢提并用，以温通经气，扶助肾阳。

（2）三焦实证：临床多见身热气逆，肌肤肿胀，小便不通，舌红苔黄，脉滑数。治疗宜取俞募穴及下合穴为主，慢按紧提或逆经划或推或用凉砭泻法，以清利湿热，疏通经气。

（六）肝与胆

肝为将军之官，又为刚脏，主疏泄，又主藏血，喜条达而恶抑郁，主筋，开窍于目。其华在爪，与胆相表里。凡由于风气内动，而见头目眩晕，筋脉拘急；疏泄失职，气滞血瘀，而见胀闷疼痛，抑郁不舒或烦躁易怒，以及多种目疾等，多属于肝的病变。

肝的病证有虚有实，虚证多见肝阴亏虚；实证多见肝气郁结、肝火亢盛、肝风内动等。

胆附于肝而为表里，为中精之府，贮藏胆汁。其病证可见口苦、胁痛、头痛、目眩、胆怯等。

（1）肝气郁结：临床多见情志抑郁，善太息，胁肋疼痛，胸闷不舒，女性可见月经不调、痛经、乳房胀痛，苔薄脉弦等。治疗宜取本经俞穴为主，兼取足少阳逆经划或推泻法；太阴、阳明经穴顺经划或推，以健脾和胃，培土抑木。

（2）肝阳上亢：临床多见头目胀痛，或巅顶痛，眩晕，目赤肿痛，心烦不寐，舌红苔黄，脉弦有力。治疗宜取足厥阴肝经穴为主，逆经划或推或凉砭泻法，以清泻肝火。

（3）肝风内动：临床多见猝然昏倒，不省人事，四肢抽搐，角弓反张，半身不遂，语言艰涩，苔腻，脉弦。治疗宜取足厥阴、督脉经穴为主及十宣穴，凉砭或逆经划或推，或刮痧渗血，以平肝熄风潜阳。

（4）肝阴亏虚：临床多见头晕目眩，两目干涩或雀目，耳鸣，但声音低微，按之鸣减，肢体麻木，咽干，少寐多梦，舌红少津，脉多弦细或数。治疗宜取足厥阴、少阴经穴为主，顺经推或划；温补或紧按慢提补法，以补肝阴而潜虚阳。

（5）胆火亢盛：临床多见头痛目赤，口苦，耳聋，耳鸣，胁痛，呕吐苦水，舌红起刺，脉弦数。治疗宜取足少阳、厥阴经穴为主，逆经划或推，凉砭，慢按紧提泻法，以疏通经气，泻热泻火。

（6）胆气虚怯：临床多见胆怯，易惊易恐，或夜寐不安，视物模糊，苔白而滑，脉见细弱。治疗宜取本腑背俞和足少阳、手少阴经穴为主，顺经划或推补法，以宁心壮胆。

第三章　砭具

第一节　砭疗器具

（一）砭珠

规格

通常为直径0.6cm、0.8cm、1.0cm、1.2cm、1.4cm、1.6cm的圆珠，1.2cm以下的可以做成项链或足链，1.2cm或者以上大小的砭珠可以做成手链（图3-1-1）。

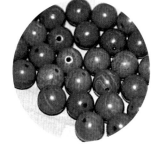

图3-1-1　砭珠

使用方法

戴砭石项链对治疗慢性咽喉炎和甲亢（甲状腺功能亢进症）有一定疗效。

长期戴砭石项链，可使咽喉炎患者的咳嗽减轻。经常佩戴的人，不易患咽喉炎。

长期佩戴砭石项链，可以缓解脑震荡后遗症造成的脾气暴躁，改善脾气怪僻者喜怒无常的症状。

佩戴砭石项链，具有镇静安神的作用，可以使心脏病患者的高血压有所缓解。

长期佩戴砭石项链，可以让您在工作、学习和休闲的同时有效地防治颈椎疾病以及因颈椎病引起的各种病痛。

砭石手、足链具有改善末梢微循环作用。长期佩戴可以防治腱鞘炎、足跟痛、慢性腕、踝关节炎等多种四肢末梢疾病。

（二）砭板

规格　10cm长，5cm宽（图3-1-2）。

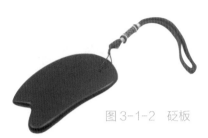

图3-1-2　砭板

使用方法

① 板头：用以刮擦颈项、腋窝、掌心、足心部。

② 钝凹边：用以刮颈项、头部、四肢和胁肋处。

③ 弓背：用以刮背部、胸脘腹部、四肢、头部等。

④ 钝尾：对人体腧穴施以点压法，对人体经脉施以划法。

⑤ 尖尾：对人体腧穴施以点刺法。

⑥ 尾中凹：用以刮指、趾、耳廓等部位。

⑦ 小孔可以穿绳。

⑧ 阔面用以实施熨法、擦法、守法。

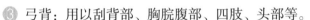

使用方法详解一

在刮痧时，刮痧板应与人体皮肤呈60°或90°角，刮痧板在刮拭时先涂抹介质，再以施术部位为中心，并尽量向外周扩大其范围。

使用方法详解二

在使用刮痧板时，其手法操作，关键在于力度与速度的掌握和控制。重了，可能会造成局部皮肤破溃；轻了，则达不到效果。"重而不板，轻而不浮"是力度的要求。在刮痧时，要不停地询问病人的主观感受，并注意观察局部皮肤的情况。"快而不滑，慢而不滞"是速度的要求。速度过快则不能渗透；速度过慢则达不到效果。

使用方法详解三

在进行刮痧操作时，应当注意的一些事项。比如一定要先在施术部位涂抹一定量的介质后进行。这样不仅可以减少刮板与皮肤的摩擦，降低对皮肤的损害，而且更可以增强渗透力，加大治疗功效；对于某些血液疾病、传染性疾病、皮肤疾病、脏器严重受损等特殊情况的病人不应使用刮痧疗法，或在医生严格指导下进行；刮痧出痧后30分钟以内忌洗凉水澡，刮痧出痧后最好饮一杯温开水（最好为淡盐糖水），并休息15~20分钟。

（三）砭镰

规格

30cm长，5cm宽。砭镰头部约长10cm，手柄约长20cm，尾部砭石尖端约长2cm（图3-1-3）。

使用方法

❶ 拍法：握住手柄，挥动砭镰，用砭镰侧部拍击身体部位。拍法是新砭镰的主要手法，它利用泗滨浮石独特的超声波特性，在拍击时，通过震动产生超声波作用于人体穴位深部，可产生类似针刺得气的痛、麻、胀感，是一种无损伤的家庭针刺替代方法。

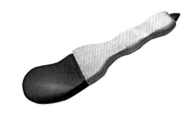

图3-1-3 砭镰

❷ 叩法：握住手柄，挥动砭镰，用砭镰弯曲的弧形头部叩击穴位。

❸ 剁法：握住手柄，挥动砭镰，用砭镰的薄刃部或厚刃部击打身体部位。薄刃的力度较大，可用于肌肉丰厚及不敏感的部位；厚刃部力度较小，可用于皮肤较薄、骨头凸起、弧度较大的身体部位。

❹ 刮法：握住手柄，用砭镰的薄刃或厚刃接触皮肤，沿砭镰的垂直方向推动砭镰，用薄刃刮力度较大，刺激较强，用厚刃刮力度较小，但厚刃的马鞍型曲面接触皮肤时感觉比较柔和，适合于皮肉较厚的地方。

❺ 刺法：握住手柄，用砭镰的尾锥压迫穴位，并维持一段时间的静力压迫。

❻ 划法：握住手柄，用砭镰的薄刃或头部顶住皮肤，然后沿平行于砭镰的方向划动。

❼ 擦法：握住手柄，用砭镰的整个侧部基本平行地接触皮肤，然后快速地往返运动。

❽ 点揉：用砭镰头部抵住身体，然后做前后左右的摆动或往返旋转，与用手按揉的方式相似。

（四）砭滚

规格 长10cm左右，前段带有砭滚（图3-1-4）。

使用方法 直接作用于人体体表部位，施加一定的压力，并沿着经络方向进行滚动的一种方法。滚法作用强度比较缓和，面积比较大，有利于调和经络之气。滚法可广泛应用于全身。

使用美容滚在脸部滚动，有很好的祛斑疗效。

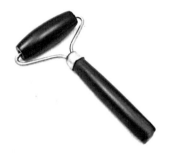

图3-1-4 砭滚

（五）砭梳

规格 梳体分梳背及梳齿两部分，梳背有砭板的功效，梳齿用于梳头、头部保健（图3-1-5）。

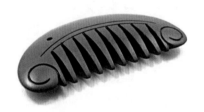

图3-1-5 砭梳

使用方法 在人的头部分布着6条经脉的48个穴位，使用砭梳梳头对失眠多梦、神经衰弱均有疗效，同时改善毛发生长，促进发色转黑。砭石梳具有携带方便、操作容易、行之有效的特点。随身佩戴，放置于经脉穴位之上，即有明显的通脉调气、补益阳气之效；摩擦、拍打身体不适之处，可体会到病痛退却而精神回复的健康快感！既免除药物的毒副作用，又节省医药费，使用愈久，获益愈多。临床应用：砭梳可改善颅脑缺氧状态，促进血液循环，治疗脑血管疾病，如高血压、血管神经性头痛、头晕、偏头痛等。

（六）砭锥

规格

多成T字型，T字型上端为手握把（图3-1-6）。

使用方法

主要用于砭术十六法中的感、刮、压、刺、叩、振、擦、揉、划法。是养生保健最为常用的器具。

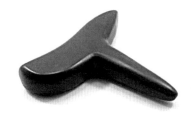

图3-1-6　砭锥

（七）砭石火罐

规格

型号分为大、中、小三种（图3-1-7）。

使用方法

用纱布绕在铁丝的一端，制成酒精火焰棒，蘸以适量酒精点燃，左手拿罐，罐口斜向下，右手将火焰迅速送入罐内，快进，快出，快扣于皮肤上。

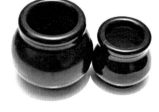

图3-1-7　砭石火罐

砭石火罐由纯正泗滨砭石制作而成，做工精细，质量上乘。其主要用于拔罐使用。通常，养生馆、足疗店、美容院可以运用砭石火罐开展砭石罐疗项目，利用砭石火罐减肥，排毒等。亦可个人购买，在家使用。

（八）砭石经络狗

规格

有四条腿，像一只四腿站立的小狗，前后两腿间距20cm，左右两腿间距10cm（图3-1-8）。

使用方法

按摩时，将经络狗按于脊柱两侧，使每侧都有两条腿，然后从上到下一次按摩，打通一身之阳气。

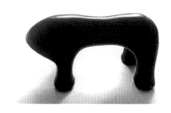

图3-1-8　砭石经络狗

第二节　生活砭具

（一）砭石佩件

规格　直径4cm的圆形，或者各种形状的佩件。如：佛佩件等。

使用方法

① 中医学认为"气会膻中"，将砭佩置于两乳间的膻中穴，有助于调节一身之气机。沿胸前及上腹部分布着任脉、肾经、胃经、脾经、肺经和心包经等人体多条重要经脉，砭佩在这一区域不断产生的摩擦也有助于疏通这些经络，改善相应脏器的功能。

② 将砭佩置于胸腹间剑突部位的中脘穴对慢性肠胃不和有较好的调节作用。

③ 将砭佩置于左心前区对心律不齐等心脏功能性异常有一定的调节作用。

④ 砭石挂件对哮喘、胸痛、乳腺炎等病证有预防和治疗作用，对无病者有健体强身功效。佩戴时绳子的长短视病灶所在而定，气管发炎者绳子较短，胃部不适者绳子较长，心律不齐者绳子长短适中。

（二）砭石手把件

规格　各种形状，多以核桃、寿星、佛等形象雕刻。

使用方法

① 通过指掌运动，手把件可以使手指、手掌、手腕弯曲伸展灵活，促进指、腕、肘等上肢肌肉的运动，可防止和纠正老人退行性病变所致的上肢麻木无力、颤抖、握力减退等症状。

② 手把件刺激手掌第二、第三掌骨，有利于调节中枢神经的功能，达到镇静怡神、健脑益智的功效，从而增进自身脏腑的生理功能，发挥"动则不衰"的生理效应。

③ 手部运动对大脑有益，这已是不争的事实。把玩手把件的时候，可以使人的思想集中于手上，排除各类杂念，消除紧张状态，使大脑得到放松。

（三）砭石枕头

规格

50cm长×35cm宽×20cm高（图3-2-1）。

使用方法

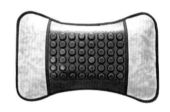

可以发出对人体有益的远红外线和超声波，能有效地促进微循环、调理新陈代谢，相当于砭术保健师整晚在给患者做头部护理，可以使患者远离脑血管问题。此外长期使用还可以补充人体所需的多种矿物质和微量元素，具有降压、镇静、止痛、安神等功效，对颈椎病、

图 3-2-1　砭石枕头

脑部供氧供血不足等有较好的辅助治疗作用。大脑是神经中枢，头部护理所起到的作用远远不止是解决一个头痛症状。

（四）砭石帽子

规格

帽子内镶嵌砭石（图3-2-2）。

使用方法

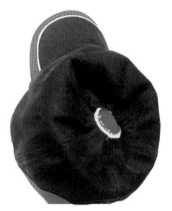

由砭石及帽子组成，在帽子的内部缝装有至少一块砭石，该砭石为经检测无放射性的对人体无害的天然石块。该砭石可以有若干块，其中一块缝装于帽顶内部正中，其余缝装于帽子内层靠近边缘处，所述各砭石的缝装方式全部用布包裹或局部外露与头发接触。本品使用时在无副作用、无痛楚的前提下，可以达到预防、改善、缓解中风及中风后遗症的效果；其结构简单，戴帽时砭石

图 3-2-2　砭石帽子

自动按摩头部穴位，实现砭术保健，佩戴无不适感，成本低。

人体佩戴泗滨砭石帽可以显著加快微循环的血流速度，其增加值可达20%以上，在戴帽子的过程中，这种影响持续存在。

由于泗滨砭石具有疏通经络、活血化瘀的功效，故砭石帽可有效的

预防和缓解脑血管病变所引起的病证，如中风、中风后遗症、耳鸣、耳聋、头痛、失眠、视力减退、疲劳症、三叉神经痛等，对亚健康状态人群的新陈代谢有扶正祛邪、提升阳气的显著作用。

（五）砭石腰带

规格　砭石腰带，又称砭石带、砭石护腰，属于保健用品领域，是一种具有保健理疗功效的砭石带。包括束带、砭石，其束带的前带和后带上设置有至少一块砭石（图3-2-3）。

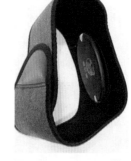

使用方法　将砭石腰带前片放神阙穴（肚脐），此部位对消化系统功能有很强的促进作用，将砭石腰带后片放在命门和两个肾俞穴，对肾经和肾气有疏通和滋补作用，故对软组织损伤、腰椎间盘突出所引起的疼痛均有止痛、消炎功能。

（六）砭石汗蒸房

图 3-2-3　砭石腰带

规格　以房间实际尺寸为准（图3-2-4）。

使用方法

① 消除亚健康人群的疲劳

加热的砭石接触皮肤可以有效降低神经末梢的兴奋性，改善头、颈部微循环，促使大脑迅速进入深度睡眠状态，提高睡眠质量。

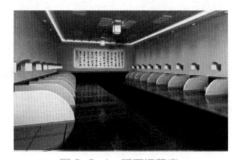

② 改善微循环，提高身体携氧量

图 3-2-4　砭石汗蒸房

睡在加热的砭石上，皮下深层温度上升，扩张小血管及毛细血管，促进血液流动，增加血红蛋白的携氧量，活化细胞，提高组织的再生能力，并且维护神经系统的健康。

③ 燃烧身体多余脂肪

轻松享受砭石特定频谱的能量场，活化人体细胞，消耗热量，排出体内多余的水分、盐和皮下脂肪，尤其是人体脂肪在42℃时水溶性增强，更易于随汗排出，达到减肥的功效。肥胖不但导致身材臃肿，而且也和许多严重的疾病有关。砭石的理疗效果是使人体内热能细胞活性化。因此，它能促进脂肪组织代谢燃烧分解，将多余的脂肪消耗掉，从而达到塑身美体的功效。

④ 调节人体血压

在砭石的远红外线作用下，能使人体血管有节律的舒张和收缩，改善血管壁弹性，改善动脉硬化等症状，并具有疏通经络、调理气血、活血化瘀、排除瘀浊邪毒作用，促进脏腑气血通畅，对于稳定血压有明显的效果。

⑤ 增强心脏功能

"外静而内动"，享受50分钟的加热砭石能量场，相当于长跑10公里的出汗量。轻松自如地锻炼您的心脏，无须激烈运动。

⑥ 消除关节、肌肉酸痛不适

砭石发出的远红外与超声波相结合，能够在短时间内将引起疲劳和酸痛的乳酸代谢排除到体外；同时它还具有非常明显的消炎、镇痛的作用，能明显缓解腰腿疼痛等症状。

⑦ 排毒养颜

砭石能改善皮下微循环，将导致皮肤老化的游离脂肪酸、脂肪酸脂、胆固醇、多余的皮下脂肪等，借着毛囊口和皮脂腺的活性化，直接从皮肤排泄出来。另外，借着发汗可以促进血液、淋巴液的循环，使皮肤代谢良好，令肌肤光滑柔嫩。

⑧ 改善肤质

皮肤营养成分是通过角质层扩散吸收。由于皮肤的表面面积远远大于其腺体等辅助器官的吸收面积，水溶性物质还是以表皮毛孔的透皮吸收为主。所以，彻底疏通肌肤毛孔可以增加皮肤对化妆品营养成分的吸收。砭石通过远红外与超声波的双重作用，能够加速体液、血液的循环，并从深层清洁皮肤毛孔，提高皮肤的吸收能力。

⑨ 调理妇科疾病

砭石的远红外线频谱，针对女性的痛经、月经失调等病证效果非常明显。

⑩ 产生负离子，提高人体免疫系统功效

砭石能改善空气质量，促使空气中负离子数量增加，不仅能有效杀灭病菌，更能提高人体免疫系统的活性，从而增强人体自我的防病、抗病能力。

（七）砭床

185cm（长）×580cm（宽）×65cm（高）（图3-2-5）。

床体采用白松实木制作，床内芯安装有电加热装置，并配备温控器来调节 床体温度。床面铺有山东泗滨砭石石板，在通电加热15分钟后，能够达到理想的理疗温度——42℃。运用本产品，可以开展砭石美容、砭石减肥、砭石经络调理、砭石排毒等服务

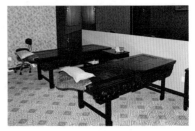

图 3-2-5　砭床

项目。排汗、排毒、减肥、瘦身、缓解压力、释放疲劳、在严寒的冬季，令您温暖备至，健康舒适。

（八）砭石坐垫

45cm×45cm（图3-2-6）。

放到椅子上，能促进血液循环，增强机体免疫力。

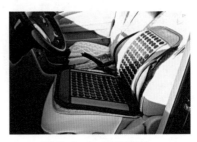

图 3-2-6　砭石坐垫

（九）砭石眼罩

185mm（长）×80mm（宽）（图3-2-7）。

泗滨磁性砭石眼罩与眼部对应的区域固接有磁性砭石，磁性砭石与眼

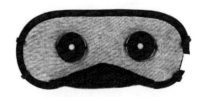

图 3-2-7　砭石眼罩

部及眼部周围穴位的位置对应一致。通过磁性砭石自身固有的理疗特性，对眼部及眼部周围穴位施加影响，使眼部气血通畅，改善视神经营养，消除睫状肌紧张或痉挛，具有保护视力、防治近视的效果。

（十）砭石茶具

 规格　一个砭石茶壶和四个砭石茶杯组成一套（图3-2-8）。

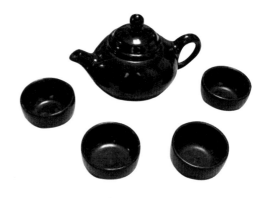

 使用方法　使用砭石制作的茶具集使用、观赏、收藏、保健于一身。经科学实验证明，长期使用砭石茶具泡茶、喝水，能够调节血脂，降低血液中胆固醇、止痛、安神、提高高密度脂蛋白的浓度，

图3-2-8　砭石茶具

同时增加体内微量元素含量。尤其是用砭石茶壶沏茶，既不失原味，且香不涣散，口感柔软，得茶之真香真味，乃现代茶具之佳品。

（十一）砭石手链

 规格　50mm（长）×50mm（宽）×15mm（高）（图3-2-9）。

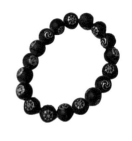

 使用方法　砭石手链具有改善末梢微循环作用。长期佩戴可以防治腱鞘炎，慢性腕、踝关节炎等多种四肢末梢疾病。

图3-2-9　砭石手链

（十二）砭棒

名称　　又称泗滨砭石棒、砭石按摩棒，一般为圆柱体，是由正宗的泗滨砭石制成的一种专业砭石养生保健器具，因形似棒而得名。

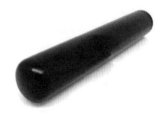

规格　　20cm长×2cm半径（图3-2-10）。

图3-2-10　砭棒

使用方法　　可广泛用于叩法、擦法、揉法、滚法、刺法、划法、振法等多种手法。

第四章

砭术的操作

第一节　实施砭石前的准备和术后工作

（一）施术前的准备

实施砭石前要全面了解病情，明确诊断，做到手法个体化，有针对性，着重于解决疾病的关键所在。准备好治疗时所需要的砭石器具，用75%医用乙醇擦拭消毒，大块砭石可用温水擦洗清洁；对温熨类砭石要提前加热。指导病人采取合适的体位；加强与病人之间的交流，使其解除不必要的思想顾虑。实施砭石前，首先要使背部等施术部位充分暴露，皮肤保持清洁干燥，无破损、溃疡以及化脓性皮肤病等影响操作的情况。

（二）体位选择

1. 患者体位选择

体位选择应以患者无不适感觉，医者治疗方便，有利于手法操作及减轻体力消耗为原则。患者常用体位：俯卧位、仰卧位、端坐位、伏坐位、侧卧位等。

2. 医生体位选择

医生体位：站立位和坐位，以前者更为常用。

（三）介质选择

砭石操作一般不需要润滑类介质，特殊情况下，可根据病情选择合适的介质，实现辅助作用的效果。

（1）红花油有活血止血、消肿止痛之功效，可用于心腹诸痛、风湿骨痛、腰酸背痛等。

（2）刮痧油或刮痧乳有清热解毒、活血化瘀、改善循环、解肌发表、缓解疼痛之功效，多用于络脉受邪的病证。

（3）各种植物精油，如薰衣草精油有镇静、安神、降压等功效，可用于心悸、失眠、高血压等患者。

（四）施术中的要求

治疗过程中术者和助手要全神贯注，手法操作要由轻到重，逐渐增加，切忌使用暴力；注意解剖关系和病理特点；认真观察病人的反应情况，经常询问病人的感觉，必要时调整手法。

（五）术后工作

术后应对砭具进行消毒处理，可以浸泡于1：1000的新吉尔灭消毒液中30分钟后，放在硬质盒中，存放在清凉、干燥处备用。使用温熨类砭石进行操作后，病人常会有出汗发热现象，会损失一定量的体液，故在术后可让病人饮用一些温水。电热砭石的电子加热部件在使用后应拔掉电源插销，收好备用。

第二节　砭石的操作方法

根据砭石手法动作形态的不同和砭石的特性，将砭石操作方法分为五大类：即摩擦类、摆动类、挤压类、叩击类和理疗类。

（一）摩擦类手法

1. 刮法

使用砭具的侧棱如板类砭具（图4-2-1）的凸棱或凹棱，竖立并沿垂直砭板的方向移动，对体表进行由上向下、由内向外单方向刮试或往返双方向推刮，一般以循经纵向为主，特殊情况下也有横向推刮。其中单方向用力稳重均匀、速度缓慢时也称为推法，常用于腰背、四肢部；用小砭板的凹棱在体表作单向移动时也称为抹法，常用于头面、颈部桥弓、手足心等部位。

单向推刮时其补泻特点同于针灸疗法中的迎随补泻，即顺经为补，逆经为泻。另外，一般力度大、出痧重为泻；力度小、只出红为补。

砭石刮痧：使用砭板凸棱实施刮法，当力度较大时，可以有出痧，此法以清热毒为主，可按照刮痧的基本要求加用刮痧油或刮痧乳，砭板与皮肤之间夹角以45°为宜。

使用凹棱进行刮法主要用于

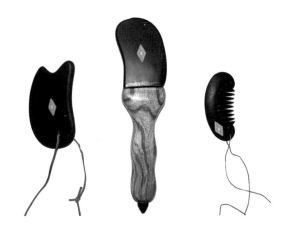

图4-2-1 板形砭具：（左）砭板，（中）砭镰，（右）梳形砭板

皮肤较薄，距骨头较近的腕踝关节和头面部，力度较轻。一般在不要求出痧的情况下，不必用刮痧油，以皮肤微微发红为度。

刮头部时，可使用梳形砭板（砭石梳子，图4-2-1右），一般采用梳头式刮法，沿督脉、膀胱经和胆经由前向后顺序进行梳头样的操作，也可采用散射式刮法，即以百会为中心向四周刮。

2. 摩擦法

使用砭具的平面如砭镰或砭板的侧面接触皮肤，然后作快速的直线往返运动（擦法）或环转移动（摩法），使砭具产生大量而多频的超声波脉冲，从而发挥砭石的独特物理性能。摩擦法对组织的作用力较小，适用于软组织急性损伤疼痛较重拒按情况下的行气活血、消肿止痛，当擦法使用一段时间受术者不感觉疼痛时，可适当增大砭具与皮肤的夹角，逐渐加大作用力度。

（二）摆动类手法

1. 揉法

使用砭具的弧面在体表摆动按揉，可用椭圆砭石（图4-2-2）对肢体和躯干进行大面积的移动揉压，用T型砭锥（图4-2-3）的指型头或砭镰的头部对足部、腕踝等细小肢体部位进行揉压。除直线运动外，还可以做旋转、前后摆动等运动，力度由轻到重，方向以纵向循经为宜，具有放松肌肉、活血祛瘀、行气导滞、消肿止痛的作用。

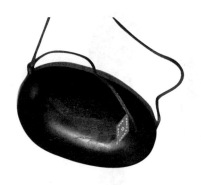

图 4-2-2　椭圆砭石

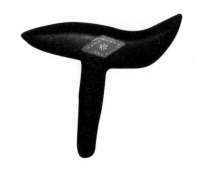

图 4-2-3　T 型砭锥

2. 缠法

用砭具的尖端如锥形砭具的尖端（砭锥、砭擀指，图4-2-4）或板类砭具（图4-2-1）的角和尾锥抵住穴位或痛点，作高频往复摆动。该法可用于除头面及骨骼显露处以外的各穴位及痛点，具有行经气、活血脉、散瘀滞、止疼痛的作用。

3. 滚法

使用棒状砭具如砭棒、砭擀指和砭锥（图4-2-4）在体表作往返滚动，多用于肩背腰臀及四肢各部肌肉丰厚的部位，具有疏筋活血、滑利关节、缓解肌肉韧带痉挛等作用。

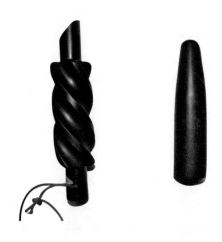

图 4-2-4　锥形砭具：（左）砭擀指，（右）砭锥

4. 划法

使用板型砭具的侧棱或锥型砭具的尖沿经脉或肌肉的缝隙方向缓慢地划动，对某些粘连的间隙，可进行反复划动。常用于四肢和躯干部，可扩大经脉组织间隙，达到化结通脉的作用。

5. 拨动法

用砭板、砭镰或砭擀指的锐边在肌腱或结节处沿垂直于肌肉的方向进行往返拨动，多应用于肌肉筋腱或结节性病变（经筋病），是针对较浅层组织的一种松解法。

（三）挤压类手法

1. 点法

使用锥形砭具（砭锥、砭擀指，图4-2-4）或板类砭具（图4-2-1）的角和尾锥对相关穴位或病变局部施以压力，其力度由轻到重，以不刺破皮肤，能够耐受为度，尽量出现酸、麻、胀的针感。锥度较小（钝）的锥形尖端用于肌肉丰厚的臀部、大腿、肩头等处，锥度较大（尖）的尖端用于肌肉较薄的肢体、手足头面部。该法可起到类似针刺的调节作用，常用于禁刺部位、小儿惧针和晕针的情况。

2. 按法

使用砭具的平面如椭圆砭石的弧状侧面、砭砧的平面和砭板的侧面置于体表，用单手或双手加以压力，多用于腰背及腿部，可放松肌肉、开通闭塞、活血止痛。

3. 振法

在用砭石按压体表的同时，进行高频率的振动，可调和气血，祛瘀消积、愉悦精神。

4. 拿法

使用椭圆砭石或砭板对肌肉做捏拿动作，主要用于四肢肌肉，可舒筋活血、放松肌肉。

（四）叩击类手法

1. 拍法

使用砭镰、砭尺或砭砧有节奏地拍击身体的相应部位。砭镰的平面要尽量与皮肤平行，不要只用砭镰的前端接触皮肤，在接触皮肤后的瞬间，操作者停止用力并放松，使被拍击的组织有一个回弹，频率可以因部位、体质而异。该法主要作用于肌肉丰厚处，具有疏通经络的作用。

2. 叩法

用砭镰的头部或椭圆砭石的短弧边叩击穴位，此法可对穴位产生较大的力学刺激作用，以产生"酸、麻、胀"的得气感为佳，注意不要用力过猛，以免损伤软组织，频率可以因部位、体质而异。使用砭石对相应的穴位进行叩击，叩击力度以受术者感到酸胀等类似得气的舒适感为宜，主要用于肌肉丰厚处的穴位，对其产生刺激作用。

3. 剁法

使用砭镰或砭板的凸棱（薄刃）或凹棱（厚刃）击打身体部位。凸棱的力度较大，可用于肌肉丰厚及不敏感的部位；厚刃部力度较小，可用于皮肤较薄、骨头凸起的周边和弧度较大的身体部位，频率可以因部位、体质而异。该法主要用于肌肉丰厚的肩头、大腿等处，可放松肌肉，调和气血。

（五）理疗类方法

1. 温法

使用砭块（图4-2-5），先将砭块放入约70℃的热水里几分钟，然后拿出来擦干，放于患处或经脉部分。如果感觉很热，可以先垫一个毛巾，待温度有所下降时再拿走。砭块的特点是面积较大，可以对多条经脉同时进行治疗。由于体积较大，温度可以维持较长的时间，但总趋势是不断降低的。砭块由于体积较大，只适合做固定部位的温法，不适合于做带运动的熨法。该法具有温经通络，祛寒散邪的作用。

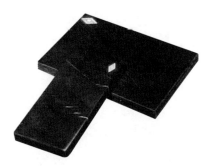

图4-2-5 砭块（用于温法）

2. 清凉法

将砭石放在冷水或冰箱中适当降温，然后放置于患者发热的部位，此法有助于吸收人体内多余的热量，用于清热泻火等实证。

3. 感应法

将不同形状的砭石置于人体体表的不同部位，利用人体自身的热量加热砭石，使砭石发射一定的远红外能量，并进一步使体表感应增温，达到对人体气血的调节作用。

4. 电热砭石温熨法

在砭石的内部或一面增加电加热元件和温度传感装置（图4-2-6），并连接到相应的加热控温仪上，使砭石的温度达到超过人体体温的较高温度，并保持恒温和控温，以使砭石释放更多的热能和远红外能量，并实现更长时间的物理治疗。该法主要用于风、寒、湿引起的痹证疼痛治疗及补充人体的元阳之气。其中A型电热砭石（图4-2-6左）为长方体，其大小便于持握，有一个弧形边和一个

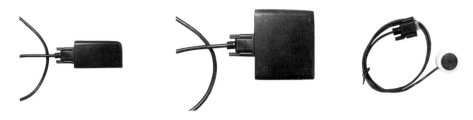

图4-2-6 电热砭石及三种规格举例（左A型，中B型，右C型）

球形角。主要用于砭石的熨法（热加运动），可进行刮、拍、点、摩擦等常规砭石手法，也可放在颈部、腘窝、丹田等部位做温法，补充元阳之气。B型电热砭石（图4-2-6中）接近方形，体积较大，主要用于温法，特别适合于对表面大而平坦的人体部位进行治疗，如肩部、腰骶部和膝部的寒痹疼痛，也可作一定的手法操作，如压法。C型电热砭石（图4-2-6右）其面积与艾灸的加热面积接近，可放置于穴位处做类似的灸疗，也可在面部施行小范围的摩擦手法，改善局部微循环，美容保健。

第三节　砭石治疗时间

砭石手法治疗时间一般每次20~30分，电热砭石温法在达到设定温度后，可继续治疗30~60分钟，每日或隔日1次。

第四节　砭石的禁忌证与注意事项

（1）面部有痤疮者，不要用刮法。

（2）使用拍法和叩法时，力量不要太大，着力点要浅，次数勿多，以防止软组织损伤。

（3）在颈部的侧面进行点揉按压时要注意此处的颈动脉，不可持续按压。

（4）使用电热砭石仪时，仪器的温度要从39℃逐步向上加温度，并询问受试者的感觉，不要直接使用较高的温度作用于人体。

（5）注意砭具不要与硬物碰撞，不要摔落到硬地上。

（6）使用砭具操作前，应检查砭具边缘有无破损、裂痕，以免划伤皮肤，不合格的砭具不能使用。

（7）皮肤病患者使用的砭具应保证专人专用。

（8）不宜使用砭石的情况包括：某些感染性疾病或急性传染病，如丹毒、骨髓炎、急性肝炎、肺结核；有出血倾向者，如血友病或外伤出血者；手法操作区域有烫伤、皮肤病或化脓性感染的病人；急性脊柱损伤诊断不明者或者不稳定性脊柱骨折以及脊柱重度滑脱的病人，肌腱或韧带完全或部分断裂。

（9）妊娠妇女的腰骶部、臀部和腹部在怀孕前3月和后3月禁忌砭石疗法。

（10）凡遇过饱、过饥、醉酒、大怒、大惊、疲劳过度、精神紧张等情况，不宜立即使用砭石。

第五节　不良反应及处理

1. 不良反应

实施砭石过程中可能出现烫伤、皮肤破损等不良反应。

2. 处理措施

（1）使用砭石温熨方法如出现一度烫伤（局部红肿），应将冷水毛巾放在局部冷敷半小时，再用麻油、菜油涂擦创面。如出现二度烫伤（有水疱），大水疱可用消毒针刺破水疱边缘放水，涂上烫伤膏后包扎，松紧要适度。

（2）若用力不当致皮肤破损，应做局部消毒处理，无菌纱布敷贴，破损较轻也可局部涂敷红药水，并避免在伤处操作，预防感染。

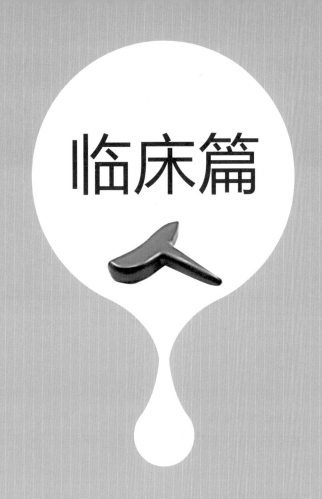

临床篇

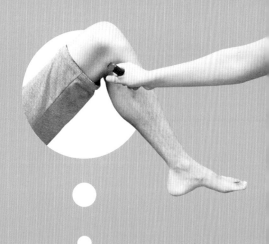

第五章

呼吸系统疾病

第一节　感冒

概述

感冒是四季常见的外感病，多是由于病毒或细菌感染引起的上呼吸道炎症。临床表现有头痛、发热、畏寒、乏力、鼻塞、流涕、打喷嚏、咽痛、干咳、全身酸痛等症状，部分患者还可出现食欲不振、恶心、呕吐、腹泻等消化道症状。

砭疗解析

【常见病机】

风寒感冒、风热感冒、暑湿感冒。

【所选砭具】

砭板。

【所用腧穴】

百会、哑门、风池、迎香、大椎、至阳、中府、曲池、合谷、列缺。

【临床技法】

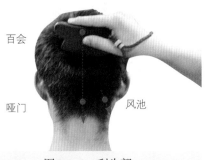

图5-1-1 刮头部

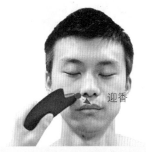

图5-1-2 刮面部

用刮板刮头部督脉，从百会刮至哑门，并着重刮胆经的风池穴，及大肠经的迎香穴，以局部发热为度。迎香穴位于面部，故不能过于用力（图5-1-1，图5-1-2）。

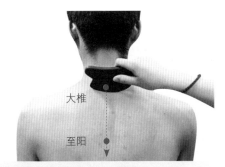

图5-1-3 刮督脉

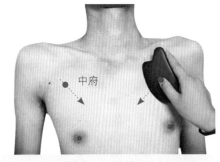

图5-1-4 刮肺经

背部沿督脉从大椎刮至至阳，每次5～10分钟，以局部出现红晕为度（图5-1-3）。

胸部着重刮双侧肺经的中府，每次3～5分钟（图5-1-4）。

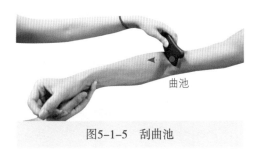

图5-1-5 刮曲池

可经常刮上肢大肠经的曲池、合谷，肺经的列缺，每日不限次数，每次5～10分钟，局部可出现青紫色痕迹（图5-1-5，图5-1-6，图5-1-7）。

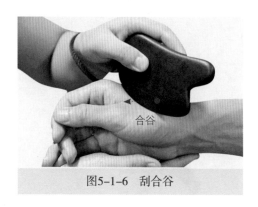

图5-1-6 刮合谷

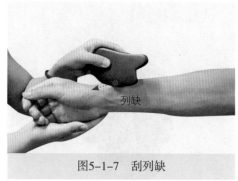

图5-1-7 刮列缺

日常养护

【食疗养生】

神仙粥

配方：糯米30克，生姜片10克，葱白6克。制法：用砂锅加水煮糯米、生姜片，粥成入葱白，煮至米烂，再加米醋20毫升，和匀即可。功效：益气补虚，散寒解表。用法：趁热喝粥，以汗出为佳。

枸杞疰夏茶

配方：枸杞子、五味子各等份。制法：枸杞子、五味子共研末，用开水浸泡封存3小时，即可饮用。功效：清暑祛热，补虚益精。用法：每日不拘时，代茶饮服。

【保健按摩】

揉印堂、太阳、迎香，分抹前额，拿按合谷、外关，以人体出汗为度，然后用力拿捏风池、肩井，依次按揉中府、风门、风池、肺俞（每穴操作时间为1～2分钟），接着再按揉上背部1～2分钟，最后拿捏手太阴肺经和手阳明大肠经1～2遍。

注意事项

（1）感冒初期应注意休息。

（2）饮食以清淡易消化之品为主。

（3）高热患者应多饮水。

第二节　咳嗽

概述

　　咳嗽是人体的一种保护性呼吸反射动作。通过咳嗽反射能有效清除呼吸道内的分泌物或进入气道的异物。但咳嗽也有不利的一面，剧烈咳嗽可导致呼吸道出血，如长期、频繁、剧烈咳嗽影响工作、休息，甚至引起喉痛，音哑和呼吸肌痛，则属病理现象。咳嗽是因外感六淫，脏腑内伤，影响于肺所致有声有痰之证。《素问病机气宜保命集》："咳谓无痰而有声，肺气伤而不清也；嗽是无声而有痰，脾湿动而为痰也。咳嗽谓有痰而有声，盖因伤于肺气动于脾湿，咳而为嗽也"。因外邪犯肺，或脏腑内伤，累及于肺所致。

砭疗解析

【常见病机】

肺失宣降，肺气上逆，则见咳嗽。

【所选砭具】

砭锥、砭板。

【所用腧穴】

大椎、至阳、大杼、肺俞、天突、膻中、尺泽、列缺、合谷。

【临床技法】

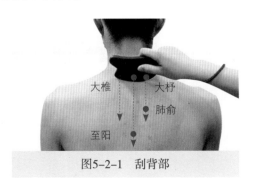

用刮板从上至下刮背部的督脉和膀胱经。督脉从大椎刮至至阳，膀胱经从大杼刮至肺俞，每条经脉5～10分钟，以局部出现红晕为度（图5-2-1）。

图5-2-1　刮背部

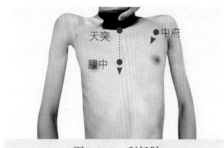

图5-2-2 刮任脉

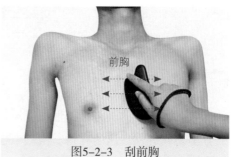

图5-2-3 刮前胸

2 用刮板刃部刮胸部任脉，从天突刮至膻中，并着重刮肺经的中府穴（图5-2-2）。

3 经常刮前胸肺区，由内向外刮拭，每次10～15分钟，以局部发热为度，每日不限次数（图5-2-3）。

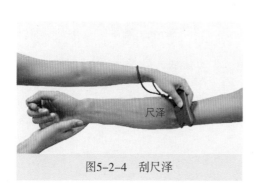

图5-2-4 刮尺泽

4 若咳嗽日久，可坚持每日刮肺经的尺泽、列缺，大肠经的合谷，每次5～10分钟，每日2次，早晚各1次。也可用砭锥点按尺泽、列缺、合谷穴，每次5～10分钟，每日2次，早晚各1次（图5-2-4，图5-2-5，图5-2-6）。

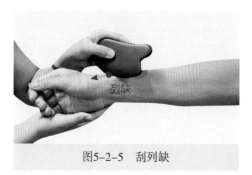

图5-2-5 刮列缺

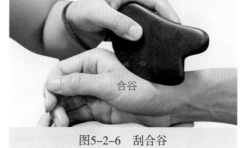

图5-2-6 刮合谷

日常养护

【食疗养生】

百部生姜汁

百部10克，生姜6克（拍烂），加适量水煎煮20～30分钟，去渣取汁，调入蜂蜜少许，让孩子分次温服。

姜杏汤

杏仁10克左右（泡洗后去掉外皮和内尖，捣碎），生姜6克（去皮，与盐4克一起捣碎），甘草5克（研细末、微炒），一同拌匀，用开水冲成汤，即可饮用。

【保健按摩】

指推膻中穴，用拇指自下而上推膻中穴约2分钟，以胀麻感向胸部发散为佳。点按天突穴，被按摩者仰头，按摩者用中指点按天突穴约2分钟，力度以不影响呼吸为宜。揉掐列缺穴，按摩者一手托住被按摩者前臂，用另一手拇指轻揉列缺穴半分钟，然后用拇指和食指掐按1分钟。

注意
事项

（1）清淡饮食，少食肥甘厚味，以免蕴湿生痰，吸烟者宜戒烟，风热、气火、风燥、肺阴虚咳嗽者，忌食辛辣香燥之品及饮酒，以免伤阴化燥助热。
（2）注意气候变化，保持室内空气流通，做好防寒保暖。
（3）适当参加体育锻炼，以增强体质，提高抗病能力。

第三节　咳喘

概述

咳喘是肺系疾病的主要症状之一。《黄帝内经·素问》有："五脏六腑皆令人咳，非独肺也"之说，是指咳嗽不仅发生于肺系疾患，其他脏腑有病，累及肺系时，也能发生咳喘。一般分为外感与内伤咳喘。

砭疗解析

【常见病机】

由于机体的肺卫功能低下，风寒、风热、风燥等外邪从皮毛而入，内迫于肺，或邪气从口鼻而入，内伤于肺，以致肺气不宣，清肃失职，津液不布，凝聚为痰，阻塞气道，气逆则咳；或肺气郁闭，久而化火，灼肺伤津，煎津为痰，肺失清肃而致咳喘。

【所选砭具】

砭板。

【所用腧穴】

列缺、合谷、肺俞、外关、曲池、大椎、太白。

【临床技法】

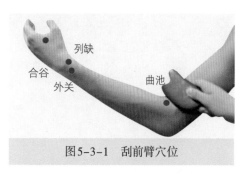

图5-3-1　刮前臂穴位

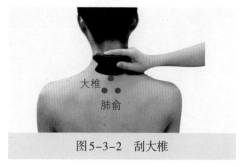

图5-3-2　刮大椎

刮列缺、合谷、肺俞、外关、曲池、大椎（图5-3-1，图5-3-2）。

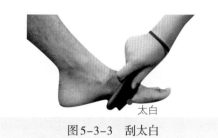

太白

图5-3-3　刮太白

刮太白（图5-3-3）。

日常养护

【食疗养生】

猪油蜜膏

猪油100克、蜂蜜100克。将上述两味分别用小火煎煮至沸，停火晾温，共混合调匀即成，每次1汤匙，日服2次，润肺止咳、补虚，治肺燥咳嗽。

蚕豆花冰糖水

蚕豆花9克、冰糖适量，共加水煎，日服2或3次，具有收敛作用，治咯血。

酸石榴

酸石榴（甜者无效）3克，将石榴子取出、捣碎、绞取其汁液，每晚昨前服下，或口嚼石榴子咽液，石榴子汁有小毒，不可过量饮用，清热敛肺，用治肺结核喘咳、夜不能寐，以及老年慢性支气管炎。

【保健按摩】

❶ 用大鱼际，在背部督脉的大椎穴上反复摩擦约3分钟。至皮肤稍红，有发热感。

❷ 双手大拇指同时按揉肺俞穴约2分钟，至有酸胀感。

❸ 拇指按揉列缺穴5分钟。

注意事项

（1）注意气候变化，避免感冒，防止感受外邪诱发。

（2）忌烟酒，避免接触刺激性气体、灰尘、花粉。

（3）饮食宜清淡，忌生冷、肥腻、辛辣、海腥鱼虾等。

（4）心态平和，做适当的体育锻炼，提高抗病能力。

（5）平时配合服一些扶正固本及脱敏药物。

第四节　支气管哮喘

概述

哮喘病是一种常见的反复发作性呼吸系统疾病。喉中有痰鸣声谓之哮，呼吸急促困难谓之喘。支气管哮喘是由细菌、病毒、粉尘、花粉和化学物质引起的呼吸道过敏疾病。哮喘时由于支气管分支或其细支的平滑肌痉挛，管壁黏膜肿胀和管腔内黏稠的分泌物增多，使空气不能顺利地吸入呼出所引起。症状为咽痒、咳嗽、胸闷、气急、哮喘、呼吸困难，多发于秋冬季节。迁延多年不愈者可引起肺气肿。

砭疗解析

【常见病机】

哮主要是由于痰气交阻，气机升降出纳失常，肺系气道鸣息不畅所致。喘主要是由于肺热蕴盛，气机壅阻，或肺肾两虚，肾不纳气，以致呼纳失权所致。

【所选砭具】

砭板。

【所用腧穴】

大椎、至阳、大杼、膈俞、定喘、天突、膻中、中府、曲泽、内关、尺泽、太渊。

【临床技法】

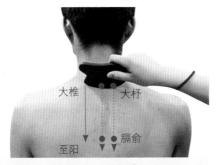

图5-4-1　刮督脉

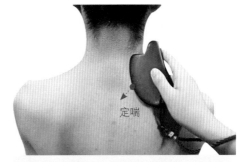

图5-4-2　刮定喘穴

用刮板从上至下刮背部的督脉和膀胱经。督脉从大椎刮至至阳，膀胱经从大杼刮至膈俞，同时着重刮经脉奇穴定喘。每条经脉刮5分钟左右，以出现红晕为度，局部可出现青紫色痕迹（图5-4-1，图5-4-2）。

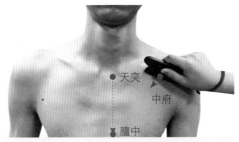

图5-4-3　刮任脉

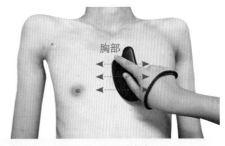

图5-4-4　刮前胸

用刮板的刃部刮胸部的任脉，从天突刮至膻中，并着重于刮双侧肺经上的中府穴（图5-4-3）。

平时，可经常用刮板在前胸由内向外刮拭，每次10分钟左右，以热感为度（图5-4-4）。

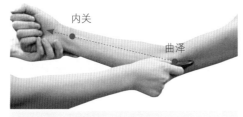

图5-4-5　刮心包经

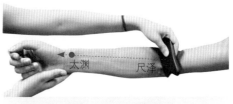

图5-4-6　刮肺经

用刮板刮上肢心包经，从曲泽经内关，一直刮至中指尖。每日刮两次，早晚各1次（图5-4-5）。

咳嗽可加刮肺经，从尺泽刮至太渊（图5-4-6）。

日常养护

【食疗养生】

虫草全鸭

配方：冬虫夏草10克，老雄鸭1只。制法：将鸭洗净，劈开鸭头，纳入虫草8～10枚，扎紧，余下虫草与葱姜装入鸭腹内，放入蒸锅中，再注入精汤，加食盐、胡椒、绍酒，上笼蒸1～2小时。出笼后去姜、葱，加味精即可。

【保健按摩】

按揉膻中，此穴在胸骨下正中线，两乳头之间处。用食指或中指的指腹按揉膻中穴3～5分钟。按摩此穴能调气降逆、清肺化痰、宽胸利膈；按揉丰隆，此穴在小腿前外侧，外膝眼与外侧踝尖连线的中点处（即外踝前上8寸）。按摩此穴能和胃气、化痰湿、清神志。上述方法每日早、中、晚各按摩1次，可使气行通畅、症状减轻；如能持之以恒地坚持按摩可以收到理想的效果。

注意
事项

（1）哮喘常易反复发生，因而在缓解期应多方面注意。

（2）平时可适当进行体育锻炼，增强抵抗能力。

（3）注意起居保暖，避免感冒。

（4）饮食不宜辛辣煎炒，戒烟酒等。

（5）重症患者需配合药物治疗。

第六章 消化系统疾病

第一节 呃逆

概述

呃逆是一种气逆上冲胸膈，致膈间呃逆连声，声短而频，不能自制的症状。常见于正常人吸入冷空气时，或见于某些肠胃、腹膜、纵隔、食道的疾病。某些中枢神经系统疾病、横膈受刺激时、胃肠神经官能症都可引起呃逆。

砭疗解析

【常见病机】

多由胃失和降，其气上逆，气行不顺，上冲咽喉所致。

【所选砭具】

砭板。

【所用腧穴】

膈俞、膈关、中脘、内关、太溪、翳风。

【临床技法】

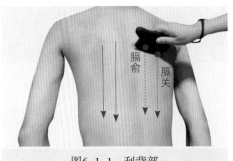

图6-1-1 刮背部

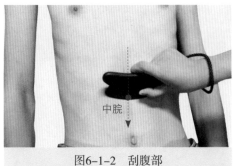

图6-1-2 刮腹部

1 用砭板刮背部膀胱经上双侧膈俞、膈关穴，以局部潮红为度，每次约5分钟（图6-1-1）。

2 用刮板刮腹部任脉的中脘，以局部发热为度（图6-1-2）。

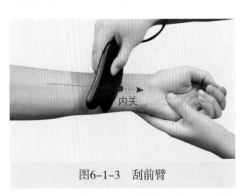

图6-1-3 刮前臂

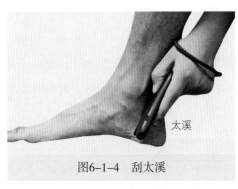

图6-1-4 刮太溪

3 可以经常用刮上肢的心包经双侧内关，每日次数不限，局部可出现青紫色痕迹（图6-1-3）。

4 久呃不止者可加刮肾经的太溪（图6-1-4）。

快速止
呃逆法

1 用刮板边缘先按压左耳后的翳风穴、再按压右耳后的翳风穴，先轻后重，一按一放，1~2分钟后，呃即可止（图6-1-5）。

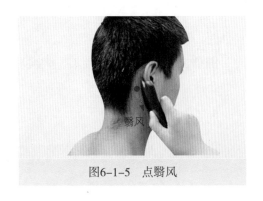

图6-1-5 点翳风

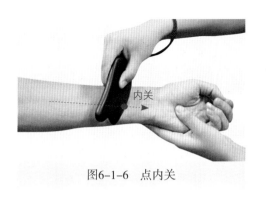

用刮板在手掌内侧的内关穴，自上而下刮36下，再按压1分钟。（图6-1-6）。

两种方法同时使用，效果更好。

图6-1-6 点内关

日常养护

【食疗养生】

橘茹饮

橘皮30克，竹茹30克，柿饼30克，生姜3克，白糖适量。以上诸品，加水煎熬2次，加入白糖即成。本方有理气和胃、降逆止呕之功效。尤宜于肝气不舒、横逆犯胃之呃逆。

竹茹粳米粥

竹茹50克，粳米50克，将竹茹水煎15~20分钟去渣留汁，再放入洗净粳米煮为粥。可做早晚主食，有清热益胃之功效。

【保健按摩】

用右手拇指放置于天突穴，由轻渐重、由重到轻地揉按0.5~1分钟。掌揉膻中穴，用右（左）手掌根放置于膻中穴，顺时针方向适当用力揉按0.5~1分钟。指压中脘穴，用右（左）手拇指按压中脘穴，其余四指并拢，靠于拇指指间关节，适当用力按压0.5~1分钟。

注意事项

若危重病证出现呃逆，大多表明预后不良，须密切注意病情变化，及时救治。

第二节　呕吐

概述

呕吐是一种反射性动作，借以将胃内容物不自主地经食道从口腔中排出的一种症状。本症可见于消化系统病变，也见于中枢神经系统的疾病，如流行性脑炎、脑血管意外及脑肿瘤所致的颅内压增高时。如神经性呕吐，急、慢性胃炎，幽门痉挛或狭窄，先天性肥厚性幽门梗阻，胆囊炎，肝炎，腹膜炎，胰腺炎，百日咳，晕车、晕船，耳源性眩晕等所出现的呕吐。

砭疗解析

【常见病机】

胃失和降，其气上逆，饮食物由胃腑随气上逆而出为呕吐。

【所选砭具】

砭板、砭佩。

【所用腧穴】

至阳、脊中、膈俞、胃俞、天突、中脘、公孙。

【临床技法】

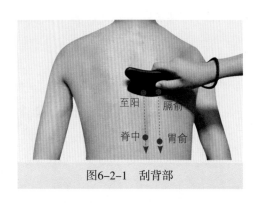

图6-2-1　刮背部

用砭板刮擦后背的督脉和膀胱经，督脉从至阳刮至脊中，膀胱经从膈俞刮至胃俞，每条经脉3~5分钟，以局部出现红晕为度（图6-2-1）。

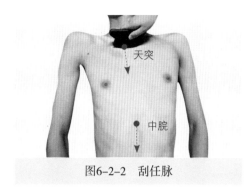

图6-2-2　刮任脉

用砭板刮腹部任脉的天突穴和中脘穴，每穴1~2分钟，以局部发热为度（图6-2-2）。

可以经常刮上肢心包经的内关、下肢胃经的足三里、脾经的公孙，局部可出现青紫色痕迹（图6-2-3）。

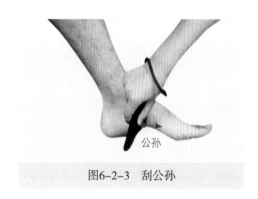

图6-2-3　刮公孙

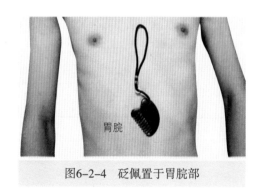

图6-2-4　砭佩置于胃脘部

每日以温热的砭佩置于胃脘部，可温胃降逆止呕，适于胃寒呕吐（图6-2-4）。

日常养护

【食疗养生】

姜藕汁

藕90克，生姜10克；把藕、生姜洗净，加冷开水50毫升，捣烂，用纱布取汁；每日服3次；此汁的功效是清热生津、和胃降逆。适用于突然呕吐、心烦口渴、胸脘满闷、恶心，伴苔黄腻，脉滑数等。

杨梅汁

杨梅250克，白糖30克；将杨梅洗净，去核，加冷开水500毫升，捣烂，用纱布取汁，加入白糖即成；每次服用小半杯。此汁的功效是生津止渴、和胃降逆。适用于恶心呕吐、心烦口渴等。

【保健按摩】

用拇指按揉其两手内关穴，力量由轻逐渐加重，至有酸胀感，并保持2分钟。需说明的是：有一类呕吐，因系饮食不洁或进食过多所致，故不干净或过多的食物还是吐出来为好。因此在按揉内关时应加重力量，让患者感到胀痛剧烈，反射性地引起呕吐。还可以用力拿捏肩背上部，产生催吐作用。吐后患者一般都感觉轻松一些，这时可给其少许温开水喝下，然后让患者卧床休息。

注意事项

若出现喷射性呕吐，合并头痛、发热、颈部活动受限等，多为脑部疾病，病情危重，需积极送医救治，非刮痧所宜。

第三节 胃痛

概述

胃痛是以胃脘部疼痛为主要症状的消化道疾病。本症常见于急、慢性胃炎，胃及十二指肠溃疡，胃痉挛或胃神经官能症，及其他消化道疾病。

砭疗解析

【常见病机】

多由情志抑郁，或宿食停滞，从而导致胃气壅滞，和降失职，胃脘气机阻塞不通，不通则痛，故发胃脘胀满而痛。

【所选砭具】

砭板。

【所用腧穴】

胆俞、脾俞、胃俞、上脘、中脘、内关、梁丘、足三里。

【临床技法】

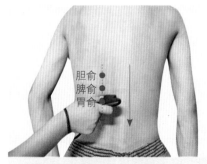

图6-3-1 刮背部

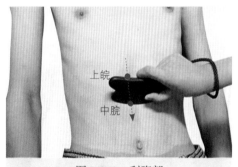

图6-3-2 刮腹部

用刮板刮擦膀胱经双侧的胆俞、脾俞、胃俞，每次5～10分钟（图6-3-1）。

用刮板刮腹部任脉的上脘和中脘，以局部发热为度（图6-3-2）。

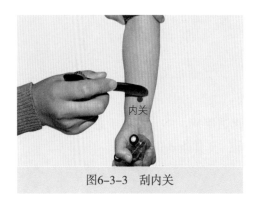

图6-3-3 刮内关

3 用砭板刮心包经的双侧内关，每次3~5分钟（图6-3-3）。

4 用砭板刮下肢胃经的梁丘、足三里，以局部发热为度（图6-3-4）。

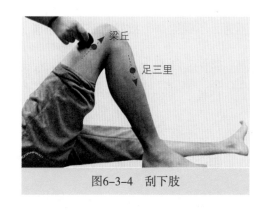

图6-3-4 刮下肢

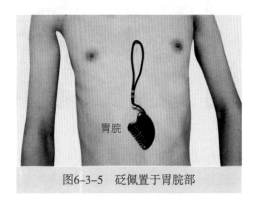

图6-3-5 砭佩置于胃脘部

5 以温热的砭佩置于胃脘部可缓解胃痛，适于胃痛虚证（图6-3-5）。

日常养护

【食疗养生】

疏肝理气汤

陈皮20克，葱白10克，香附15克，生姜6克，鸡肉50克。将鸡肉切成1厘米见方的丁，备用，再将陈皮洗净，香附醋炒，放入砂锅中煎取药汁200毫升，把生姜切成粒，葱切成丝，再把鸡肉、药汁同放入铁锅闷煮。以武火烧沸，酌加料酒、味精、酱油炒拌即成。吃时，以沸米酒50毫升，边饮酒，边吃鸡丁。须开怀食饮。

【保健按摩】

按揉中脘穴。中脘穴是治疗胃肠疾病十分重要的穴位，它位于胸骨下端和肚脐连线的中央，大约在肚脐往上一掌处。指压时仰卧，放松肌肉，一面缓缓吐气一面用指头用力下压，6秒钟时将手离开，重复10次，就能使胃感到舒适。在胃痛时采用中脘指压法效果更佳。

注意事项

（1）胃痛期间，饮食尤需注意，凡辛辣煎炒，肥甘厚腻之品，少食或不食为宜。

（2）治愈后，也应节制饮食，按时进食，不可暴饮暴食，以防复发。

第四节　便秘

概述

　　凡大便干燥，排便困难，大便次数减少，秘结不通，超过2天以上者为便秘。主要为结肠便秘与直肠便秘两类，前者因为结肠蠕动缓慢，食物残渣停留时间过长而成便秘；后者结肠蠕动正常，但食物残渣在直肠停留时间较长而成便秘。神经功能紊乱及直肠肛门疾患，摄液进食不足，体力活动减少和长期卧床患者，排便无力，均可致便秘。

砭疗解析

【常见病机】

多由腑热液燥，大肠传导艰涩，或气虚大肠传泻无力所致。

【所选砭具】

砭锥、砭板。

【所用腧穴】

足三里、大肠俞、天枢、腹结、支沟、手三里、上巨虚。

【临床技法】

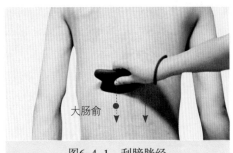

图6-4-1　刮膀胱经

用砭板刮拭后背双侧膀胱经，并着重刮大肠俞，以局部出现红晕为度（图6-4-1）。

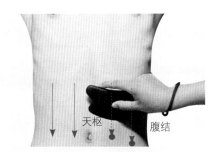

图6-4-2　刮腹部

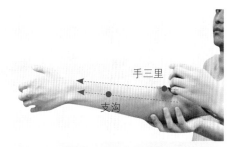

图6-4-3　刮上肢

用砭板从上向下刮拭腹部胃经和脾经，尤其着重刮双侧的天枢和腹结，以局部出现轻微红晕为度（图6-4-2）。

用砭板刮拭上肢的三焦经和大肠经，并着重刮双侧的支沟和手三里，局部可以出现青紫色痕迹（图6-4-3）。

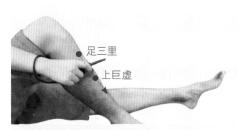

图6-4-4　刮下肢前外侧

经常使用砭板刮拭下肢前外侧的胃经，从足三里刮至上巨虚，对于习惯性便秘有很好的效果。每天不拘次数，每次5～10分钟（图6-4-4）。

砭锥点穴操　用砭锥点按全身各穴位，每穴1～3分钟，早晚各一遍。操作方法如下：

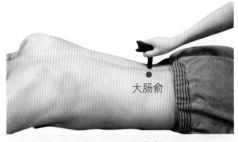

图6-4-5　点背部

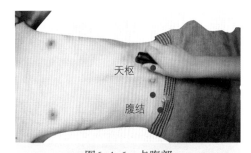

图6-4-6　点腹部

点背部。砭锥垂直背部，点按大肠俞，砭锥随被治疗者的呼吸轻轻起伏，呼时伏，吸时起（图6-4-5）。

点腹部。砭锥垂直腹部，点按天枢、腹结，不可过度用力，以患者舒适为度（图6-4-6）。

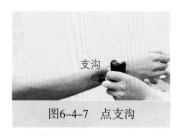

图6-4-7　点支沟

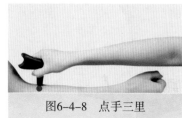

图6-4-8　点手三里

❸点上肢。用砭锥点按上肢的支沟、手三里，可适当用力，局部可出现青紫色痕迹（图6-4-7，图6-4-8）。

日常养护

【食疗养生】

胡萝卜蜂蜜方

材料：熟胡萝卜500克，蜂蜜适量。做法：将胡萝卜煮熟后，蘸蜂蜜食用。1日2次，适用于大便不畅者。

牛奶鸡蛋加蜂蜜

材料：牛奶250克，鸡蛋一个，蜂蜜适量。做法：将鸡蛋打入牛奶中，煮沸后待温，调入适量蜂蜜，顿服。每日早晨服1次。适用于习惯性便秘者。

【保健按摩】

用双手四指重叠置于患者天枢穴上，以顺时针方向按揉，每按揉1~2圈向上或向下点压1~2次，以其有酸、麻、胀、痛等得气感向胃和二阴处放射为宜，反复5~8遍。向上放射到胃部以上，说明上焦通畅。向下反射到二阴部，说明下焦通畅，否则可能是上焦或下焦不通。做完一侧做另一侧。如果不通每日1次，10天为一疗程。直至三焦相通为宜。

注意事项

（1）平时饮食宜多食青菜、水果、蜂蜜、核桃等物。

（2）适当锻炼。

第五节　腹泻

概述

　　腹泻指大便次数增多，或便质稀薄如糜，可像浆水样。腹泻的主要原因有精神紧张、饮食不节、饮食失调、受冷、变态反应等因素致肠道运动功能紊乱。急慢性肠炎、肠结核、肠功能紊乱、慢性结肠炎、结肠过敏等病都可能出现腹泻。

砭疗解析

【常见病机】

　　脾胃纳化失调，水湿内停，致使小肠清浊不分，混杂而下，并走大肠，则发作泄泻。

【所选砭具】

　　砭板。

【所用腧穴】

　　脾俞、大肠俞、中脘、气海、天枢、足三里、上巨虚、阴陵泉、公孙。

【临床技法】

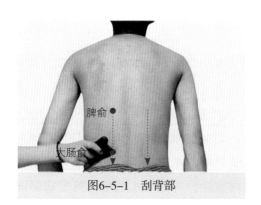

图6-5-1　刮背部

　　用刮板在背部膀胱经处刮擦，从脾俞刮至大肠俞。每次5分钟（图6-5-1）。

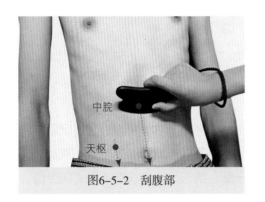

图6-5-2 刮腹部

2 用砭板刮腹部的任脉，从中脘刮至气海，以及胃经的天枢，每次5分钟左右，以局部发热为度（图6-5-2）。

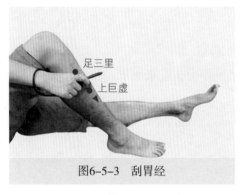

图6-5-3 刮胃经

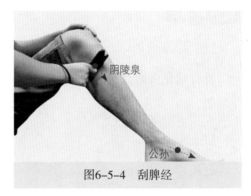

图6-5-4 刮脾经

3 用刮板刮下肢的胃经，从足三里刮至上巨虚，以及脾经的阴陵泉、公孙穴。每次5分钟，局部可出现青紫色痕迹（图6-5-3，图6-5-4）。

日常养护

【食疗养生】

鲫鱼羹

荜茇10g、缩砂仁10g、陈皮10g、大鲫鱼1000g、大蒜2头、胡椒10g、葱、食盐、酱油、泡辣椒、菜油各适量。将鲫鱼去鳞、鳃和内脏，洗净;在鲫鱼腹内，装入陈皮、缩砂仁、荜茇、大蒜、胡椒、泡辣椒、葱、食盐、酱油备用。在锅内放入菜油烧开，将鲫鱼放入锅内煎熟，再加入水适量，炖煮成羹即成。空腹食之。本方有醒脾暖胃之功，适用于脾胃虚寒之慢性腹泻、慢性痢疾。

【保健按摩】

在肚脐的两旁，有两个"止泻穴"，也就是天枢穴。腹泻的时候可以给自己做做穴位按摩，以缓解症状。排便后，取坐位或仰卧位，用食指和中指的指端，慢慢深压住肚脐左右两边的天枢穴（脐旁2寸处），约按压10分钟后，再慢慢抬起按压的手指。一般按压一次可以缓解腹泻，使大便成形。

注意
事项

（1）饮食宜清淡，忌食生冷油腻辛辣之品。

（2）若伤食所致者可短时戒食，以利肠胃休息。

第六节　消化不良

消化不良，是消化系统本身的疾病或其他疾病所引起的消化功能紊乱证候群。多因暴饮暴食，时饥时饱，偏食辛辣、肥甘或过冷、过热、过硬之食物所致。主要表现为腹胀不适、嗳气、恶心、呕吐、食欲不振、腹泻或便秘、完谷不化等。

砭疗解析

【常见病机】

本病常因肝郁气滞、饮食不节，日久伤及脾胃或久病体虚、营养不良、脾胃消化功能减弱所致。

【所选砭具】

砭板、砭石、砭锥。

【所用腧穴】

中脘、天枢、大横、关元、气海、曲骨、八髎。

【临床技法】

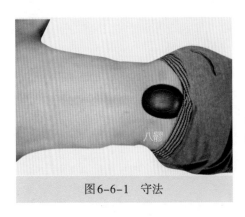

图6-6-1　守法

将砭板置于70℃～80℃水中，浸泡1分钟后取出置于腰骶八髎穴处（图6-6-1）。

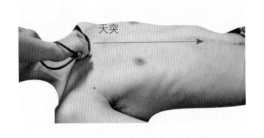

天突

图6-6-2　刮任脉

用热砭块沿胸骨前进行从上到下推9次；再从天突穴到曲骨穴施刮法9次（图6-6-2）。

点中脘、天枢、大横、关元、气海等（图6-6-3）。

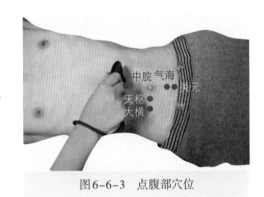

中脘　气海

关元

天枢

大横

图6-6-3　点腹部穴位

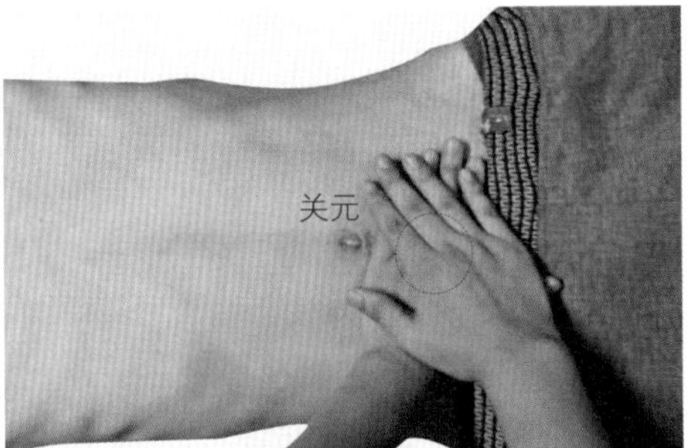

关元

图6-6-4　摩腹

最后施行摩腹，顺时针100圈，逆时针100圈。在腹部进行振法9次，双手手掌按压腹部的气海穴结束治疗（图6-6-4）。

日常养护

【食疗养生】

山楂麦芽茶

材料：山楂30克、生麦芽15克、生谷芽15克、陈皮6克。

调制方法：将材料先浸泡1小时，再煮半小时，可煮23碗，当茶水喝，可帮助消化，消解食滞。

山楂具有药用功效，由于它性微温，味酸甘，有消食化滞、活血化瘀的效用。对于饮食过多，吃后感到饱胀的人，吃了山楂均可消食，可缓解胸腹胀痛。

【保健按摩】

① 揉中脘，用双手重叠紧贴于中脘穴，先以顺时针方向旋转按揉1~2分钟，再逆时针方向旋转按揉1~2分钟，使局部有温热舒适感止。

② 揉气海、关元穴：双手掌重叠贴于小腹的气海、关元穴，先以顺时针方向旋转按摩1~2分钟，再逆时针方向旋转按揉1~2分钟。

③ 推揉内关：用拇指指峰紧贴于内关穴上，推揉1~2分钟，左右两臂穴交替进行。频率不宜过快，指力逐步深透。

④ 推揉足三里：取坐位，用右手拇指指峰贴于左侧足三里按揉1~2分钟，再用左手拇指指峰贴于右侧足三里，按揉1~2分钟。使局部有酸胀麻的感觉止。每日按摩1次，10次为一疗程。

> **注意事项**　治疗的同时，应注意饮食有节，不可过饱，忌肥甘厚味及苦寒之品。

第七章

心血管系统疾病

第一节　冠心病

概述

　　冠状动脉粥样硬化性心脏病，简称冠心病，是指冠状动脉因发生粥样硬化或痉挛，使管腔狭窄或闭塞导致心肌缺血缺氧而引起的心脏病。冠心病临床表现包括心绞痛、心肌损害、心律失常、心力衰竭、心脏扩大等。本病多发于45岁以上，男多于女，最初表现为心绞痛，即一时性冠状动脉供血不足，心肌暂时性缺血缺氧而引起发作性胸骨后憋闷痛，时间多短暂。发生心肌梗死可出现胸骨后持续性压迫性疼痛、休克等。

砭疗解析

【常见病机】

　　中医学认为其病因病机是心阳不振，心脉瘀阻，或阴寒凝滞，胸阳痹阻而致。西医学认为，体内脂质代谢调节紊乱和血管壁正常结构的破坏，是发生动脉粥样硬化的主要原因。

【所选砭具】

　　砭板、砭锥。

【所用腧穴】

　　劳宫、内关、神门、太渊、尺泽、曲泽、中府、中冲、厥阴俞、心俞、灵台、膻中、巨阙。

【临床技法】

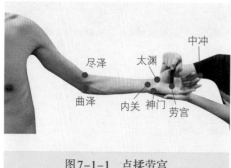

图7-1-1 点揉劳宫

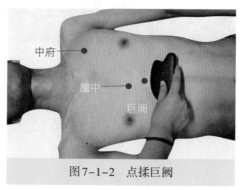

图7-1-2 点揉巨阙

1 点揉劳宫，内关、神门、太渊、尺泽、曲泽、中府、中冲、膻中、巨阙（图7-1-1，图7-1-2）。

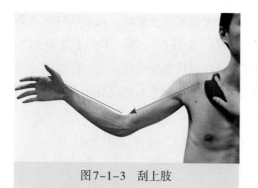

图7-1-3 刮上肢

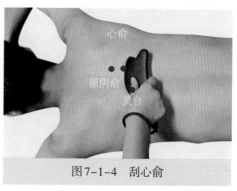

图7-1-4 刮心俞

2 刮擦中府至中冲（图7-1-3）。

3 点刮厥阴俞、心俞、灵台（图7-1-4）。

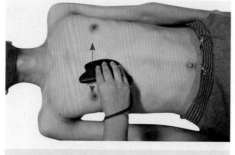

图7-1-5 刮前胸

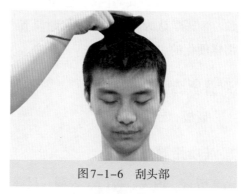

图7-1-6 刮头部

4 刮擦胸前膻中、巨阙并由任脉中线向两侧轻度刮擦（图7-1-5）。

5 用砭板刮擦整个头部，疏通瘀阻的心脉（图7-1-6）。

日常养护

【食疗养生】

❶ 红花三七蒸鸽蛋

原料：三七粉10克，红花6克，鸽蛋5个，精盐3克，鸡汤200毫升。红花去杂质，鸽蛋煮熟去壳。将鸡汤放入炖锅内，放入三七粉、红花、精盐、熟鸽蛋，同煮25分钟即成。

❷ 蜜饯山楂

生山楂500克，蜂蜜250克。将生山楂洗净，去果柄、果核，然后将山楂放入铝锅内，加水适量，煎煮至七成熟烂，水将干时加入蜂蜜，再用小火煮透收汁即可。冷却后，放入瓶中贮存备用。

【保健按摩】

❶ 点揉内关

在前臂正中，腕横纹上两寸，掌长肌腱与桡侧腕屈肌腱之间。点揉内关，能有效缓解心脏病人的胸闷、气短、心悸等症状。

❷ 按膻中

在胸部前正中线上，平第四肋间，于两乳头连线的中点取穴。按揉膻中穴，能改善心脏的神经调节，增加心肌供血。有效缓解心脏病人的胸闷、气短、心烦和心悸，减少早搏。

注意事项

（1）减肥多运动　每天适度运动20分钟，可使患心脏病的几率减少30%，快走的效果最好。

（2）戒烟　吸烟者患心脏病的比例是不吸烟者的两倍。

（3）适量饮酒　但要注意别贪杯，因为饮酒过度会引发心脏病。

（4）控制情绪　脾气暴躁，遇到突发事件不能控制自己，也容易诱发心脏病。

（5）砭石治疗本病可改善症状。病情轻者，可单用刮痧治疗；病情重者，要配合中西医的药物治疗。

第二节 高血压

概述

高血压病又称原发性高血压，是以动脉血压增高，尤其是舒张压持续升高为特点的全身性、慢性血管疾病。若成人收缩压大于17.6千帕（130毫米汞柱），舒张压大于12千帕（90毫米汞柱），排除继发性高血压，并伴有头痛、头晕、耳鸣、健忘、失眠、心悸等症状即可确诊。晚期可导致心、肾、脑器官病变。

砭疗解析

【常见病机】

本病属中医学"头痛"、"眩晕"范畴，其病因病机为情志失调，饮食不节或内伤虚损，使肝阳上亢、肝风上扰所致。西医学认为，本病与中枢神经系统及内分泌、体液调节功能紊乱有关。其次，年龄、职业、环境及肥胖、高脂、高钠饮食，以及酗酒、吸烟等因素，也可诱发高血压。

【所选砭具】

砭锥、砭板。

【所用腧穴】

风池、肩井、太阳、曲池、足三里、三阴交、太冲。

【临床技法】

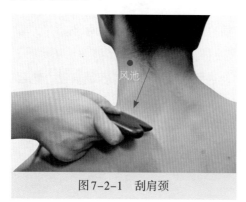

风池

刮风池、肩井、头后部及肩部，以出痧为度，约5分钟（图7-2-1）。

图7-2-1 刮肩颈

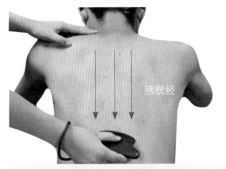

图7-2-2 刮膀胱经

刮脊柱及背部两侧膀胱经，约5～10分钟（图7-2-2）。

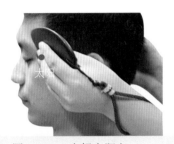

图7-2-3 点揉太阳穴

点揉太阳穴（图7-2-3）。

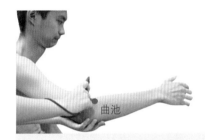

图7-2-4 刮上肢

刮曲池及上肢背侧（图7-2-4）。

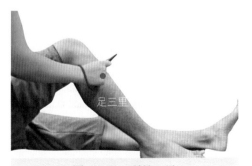

图7-2-5 刮足三里

刮足三里（图7-2-5）。

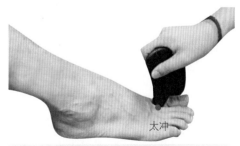

图7-2-6 点揉太冲

点揉太冲（图7-2-6）。

日常养护

【食疗养生】

① 海带玉米须

海带、玉米须。海带30g洗净后切成细丝，玉米须略冲后，与海带丝一同放入砂锅中，加适量水煮成汤食之。

② 芹菜粥

芹菜50g，大米50g。将芹菜洗净去叶梗与大米煮成粥，叶子洗净煎汁，待粥煮沸后加入即可。

③ 野菊花

取野菊花植物嫩芽（15～20g）冲洗干净后，放砂锅内加适量清水及食盐少许，煮成汤，饮汤即可，菊花脑，甘凉，清肝明目，养血息风，平肝解毒，具有显著的解热降血压的作用。

【保健按摩】

① 按摩腹部

从肚脐开始，用右手掌根顺时针方向呈环形揉腹部，圆圈由小到大，然后由大到小。反复揉腹2～3分钟。

② 按摩腰骶部

双手握拳反放在背后腰骶处，用拳背沿腰椎骨两侧上下推摩叩击2～3分钟。

③ 按摩手足

取坐位，双手掌心贴紧，用力搓动，至掌心发热；每晚用温水洗足后，右手搓左足心，左手搓右足心，每次20遍，至足心搓热为止，或以两足掌相对抵摩也可。

注意事项

（1）刮痧治疗本病有较好疗效，症状也可获得不同程度的改善，平素应注意避免精神刺激及过度疲劳。

（2）饮食宜清淡、低盐，戒烟酒。

（3）应坚持刮痧治疗，以预防中风发生。

（4）适量运动，如散步、慢跑、太极拳、骑自行车和游泳都是有氧运动。

第八章 神经系统疾病

第一节 中风

概述

　　中风（又称卒中）是中医学对脑血管疾病的称呼。从西医学的角度讲脑血管疾病包括短暂性脑缺血发作、脑梗死、脑栓塞、脑出血及蛛网膜下隙出血。短暂性脑缺血发作是脑组织暂时性血液循环障碍引起的神经障碍证候群，临床表现与缺血的部位有关，症状很多，如：一侧面部发麻、发木，一侧手脚及肢体麻木无力，突然头晕、头痛、眼花、视物模糊、说话吐字不清、喝水呛咳，突然记忆力、计算力、表达力低下，听力异常等症状反复短暂的发作，人们往往忽视这些现象，不以为然，却不知中风先兆已出现，其后便可引发大面积脑血管病变（脑梗死、脑栓塞、脑出血），此症就是中风。中风后半身不遂、口眼歪斜、语言障碍、口角流涎、吞咽困难。

砭疗解析

【常见病机】

正气虚弱、内伤积损；情志过极、化火生风；饮食不节、痰浊内生。

【所选砭具】

砭板、砭锥。

【所用腧穴】

百会、环跳、承扶、太渊、绝骨、太冲。

【临床技法】

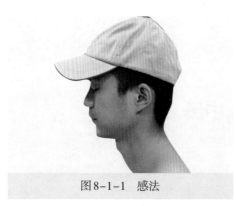

图8-1-1　感法

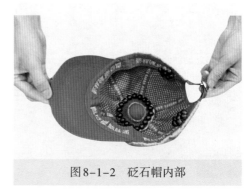

图8-1-2　砭石帽内部

1 感法：取穴百会。经常佩戴泗滨砭石帽（图8-1-1，图8-1-2）。

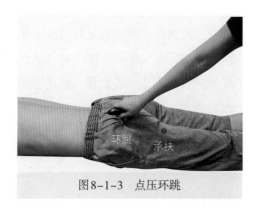

图8-1-3　点压环跳

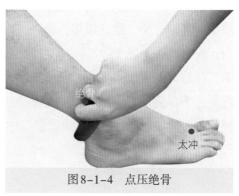

图8-1-4　点压绝骨

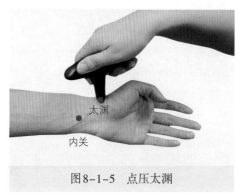

图8-1-5　点压太渊

2 刺法：太冲、环跳、绝骨、太渊、内关　选用砭锥依次在诸穴进行点按，每穴3~5分钟，局部可出现青紫色瘀斑，为正常现象（图8-1-3，图8-1-4，图8-1-5）。

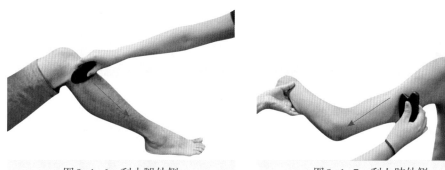

图8-1-6　刮小腿外侧　　　　　　　图8-1-7　刮上肢外侧

刮法：腰背部、小腿外侧、手臂外侧　选用肾形砭板依次循背部、腰部膀胱经、小腿外侧胃经、胆经，手臂大肠经进行刮擦，通其经脉，每条经脉出现红晕为度（图8-1-6，图8-1-7）。

日常养护

【食疗养生】

三味粟米粥

取荆芥穗、薄荷叶各50克，豆豉150克，水煎取汁，去渣后入粟米（色白者佳）150克，酌加清水共煨粥。每日1次，空腹服。适用于中风后言语謇涩、精神昏愦者。

羊脂葱白粥

取葱白、姜汁、花椒、豆豉、粳米各10克，羊脂油适量，加水共煨粥。每日1次，连服10日。用于预防偏瘫。

五汁童便饮

取姜汁、藕汁、梨汁、萝卜汁、白糖水、童便各等量，入瓶混匀，用炭火煎煮片刻即成。每日1次，空腹服12毫升，温开水送下。适用于本病之筋骨软弱、气血不足者。

【保健按摩】

家人捻揉患者手、脚的各个指头（趾头），从大指（趾）至小指（趾），揉的力量要轻，指头（趾头）各个面都要揉到，共20分钟。

注意事项

（1）及时治疗诱发病　可能引起中风的疾病，如动脉硬化、糖尿病、冠心病、高血脂病、高黏血症、肥胖病、颈椎病等应及早治疗；高血压是发生中风最危险的因素，也是预防中风的一个中心环节，应有效地控制血压，坚持长期服药，并长期观察血压变化情况，以便及时处理。

（2）重视中风的先兆征象　留意头晕、头痛、肢体麻木、昏沉嗜睡、性格反常等先兆中风现象。一旦小中风发作，应及时到医院诊治。

第二节 面瘫

概述

　　面瘫，学名面神经麻痹，也称面神经炎、贝尔麻痹、亨特综合征，俗称"歪嘴巴"、"吊线风"、"歪嘴风"等，是以面部表情肌群运动功能障碍为主要特征的一种常见病，一般症状是口眼歪斜。患者面部往往连最基本的抬眉、闭眼、鼓腮、努嘴等动作都无法完成。它是一种常见病、多发病，不受年龄和性别限制。

砭疗解析

【常见病机】

　　劳作过度，机体正气不足，脉络空虚，卫外不固，风、寒或热邪乘虚而入面，致气血痹阻，经筋功能失调，筋肉失于约束。

【所选砭具】

砭板，砭石珠。

【所用腧穴】

四白、颧髎、颊车、地仓、翳风、合谷、百会、四神聪、风池穴。

【临床技法】

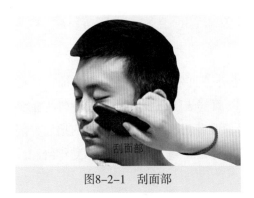

图8-2-1　刮面部

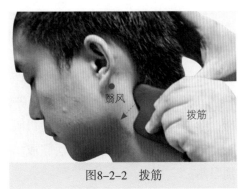

图8-2-2　拨筋

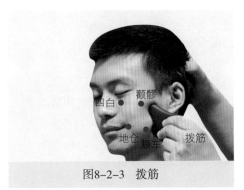
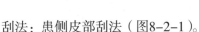

图8-2-3　拨筋

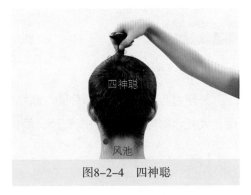

图8-2-4　四神聪

1　刮法：患侧皮部刮法（图8-2-1）。

2　拨法：手、足阳明经筋、手足太阳经筋关节部位使用砭板弓背或尖尾施以拨法（图8-2-2，图8-2-3）。

3　守法：百会、四神聪、风池穴守法；病程长者加足三里点压及颈项砭石珠串守法（图8-2-4）。

日常养护

【食疗养生】

　防风粥

防风10～15克，葱白口茎，粳米30～60克。前两味水煎取汁，去渣，粳米煮粥，待粥将熟时加入药汁，煮成稀粥，温服。该方可祛风解表散寒，适用于风寒袭络引起的面瘫，肌体肌肉酸楚等。

② 薄荷糖

薄荷粉30克，白糖500克。将白糖放入锅内，加水少许，文火炼稠，后加入薄荷粉，调匀，再继续炼于不黏手时，即成。该方具有疏风清热，辛凉解表的功效，对于突然口眼歪斜，眼睑闭合不全，咽干微渴等症有效。

③ 川芎白芷水炖鱼头

川芎3～9克，白芷3～9克，鳙鱼头500克，葱、胡椒、姜、盐适量。武火烧沸，再以文火炖半小时，分早、晚食鱼喝汤。该方祛风散寒、活血通络，适用于外感风邪引起的面瘫。

【保健按摩】

① 揉按四白穴：用双手食指指腹放在同侧四白穴上，适当用力揉按0.5～1分钟。

② 揉按阳白穴：用双手食指指腹放在同侧阳白穴上，适当用力揉按0.5～1分钟。

③ 按揉太阳穴：用双手食指或中指分别按于同侧太阳穴上，适当用力按揉0.5～1分钟。

④ 揉按翳风穴：用双手食指分别按于同侧翳风穴上，适当用力揉按0.5～1分钟。

⑤ 点揉牵正穴：用瘫肌侧的食指按在同侧的牵正穴上，适当用力点揉0.5～1分钟。

⑥ 揉按颧髎穴：用双手分别按在同侧颧髎穴上，适当用力揉按0.5～1分钟。

注意
事项

（1）注意休息，避免过度劳累：心理因素是引发面瘫的重要因素之一，面瘫发生前，有相当一部分病人存在身体疲劳、睡眠不足、精神紧张及其他身体不适等情况。

（2）不宜吃辛辣油腻食物：辛辣食物如辣椒、花椒、大葱、大蒜等，这类食物辛温燥热，易化火伤阴，而有些面瘫病人是由中耳炎或脑膜炎等疾病引起的，辛辣食物或吸烟喝酒会加重中耳炎等原发病，从而加重继发的面瘫病情。

第九章　皮肤科疾病

第一节　黄褐斑

概述

　　黄褐斑也称为肝斑和蝴蝶斑，是面部黑变病的一种，是发生在颜面的色素沉着斑。黄褐斑主要因女性内分泌失调，精神压力大，各种疾病（肝肾功能不全、妇科病、糖尿病）等以及体内缺少维生素及外用化学药物刺激引起。黄褐斑在亚洲种族人群中较为常见，而在白种人中发病率较低。研究发现，30%～47%的黄褐斑患者有家族史，尤其是男性患者，故认为遗传是男性黄褐斑的主要病因之一。

砭疗解析

【常见病机】

　　精血不足，不能上荣于面；气血痰瘀积滞皮下，色素沉着而致；肝郁气滞，郁久化热，灼伤阴血，致使颜面气血失和而发病；脾虚生湿，湿热蕴结，上蒸于面所致；也有人认为与冲任有关，冲任起胞宫，最终上行至面部，肝郁血滞伤冲任，气血不能上荣于面。

【所选砭具】

　　砭板、砭锥等。

【所用腧穴】

面部出现暗斑的局部特定部位，如：太阳、丝竹空、四白；下肢部肝经、脾经、肾经相关穴位，如：三阴交、血海、照海。

【临床技法】

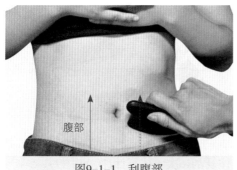

图9-1-1　刮腹部

1 用砭板刃部在腹部从下向上刮擦，以热为度，约5分钟（图9-1-1）。

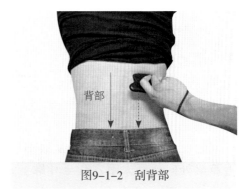

图9-1-2　刮背部

2 经常用砭板刃部刮背部膀胱经。每天不拘次数，每次5～10分钟（图9-1-2）。

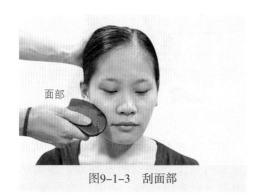

图9-1-3　刮面部

3 用砭板按摩面部，每日数次发热为止（图9-1-3）。

4 也可以配合饮用泗滨浮石水，该水是用禹贡降脂盒浸泡。

5 佩戴砭石项链促进面部血液循环，也能有助于消除脸部色素沉着。

刮面美
容操 6 用砭板刃部轻刮面部做美容操，早晚各2遍。操作方法如下：

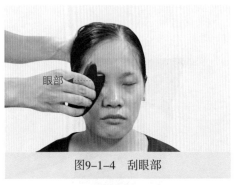

图9-1-4　刮眼部

❶刮眼部。砭板刃部直立，从眼部靠近鼻梁处向外经太阳穴刮至耳廓上，单向刮16次（图9-1-4）。

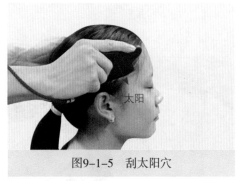

图9-1-5　刮太阳穴

❷刮太阳穴。砭板刃部平直向内，上下往复刮16次（往复计1次）（图9-1-5）。

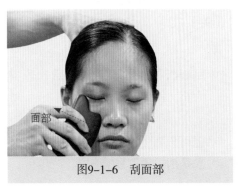

图9-1-6　刮面部

❸刮面部。砭板刃部直立，从鼻头根部向外经颧骨斜上刮到耳廓切线至耳廓上，单向刮16次（图9-1-6）。

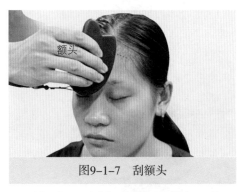

图9-1-7　刮额头

❹刮额头。砭板刃部平直向内，从左眉上沿直上、刮到前发际处，再依次向右、到右眉外侧，单向刮整个额头9次（图9-1-7）。

日常养护

【食疗养生】

养颜祛斑汤

配料：百合30克，白芷10克，香附10克，白芍20克，糯米20克，蜂蜜50毫升。制法：百合、白芷、香附、白芍、糯米等五味，加水500毫升，煮取汁200毫升；再加水煎，取汁200毫升。两次汁混合搅拌后，和入蜂蜜，调匀食用。

【保健按摩】

掐风池穴：被按摩者背向操作者坐好，操作者一手拇指指端按放在其颈部枕骨头后方的风池穴处，用指端甲缘着力，做按掐活动，一掐一松，连掐21次。

按揉合谷穴：操作者一手拇指指端按放在被按摩者虎口上的合谷穴处，四指屈曲，抵放在该手的手掌下，用拇指指端着力，做点按活动，一按一松，连按21次。接着，用拇指指腹揉动，连揉1分钟。

注意事项　刮面部时力量要柔和，以免损伤皮肤。

第二节　美白

概述

　　美白指淡化面部的色素，使皮肤深层保湿美白，激活细胞再生能力，使弹性纤维、胶原蛋白进行重组，从而增加皮肤弹性和含水量，使皮肤光泽、亮白。刮痧通过刮拭皮肤，直接刺激表皮神经末梢，增强其传导功能，改善皮肤微循环，使其得到充足的氧气和各种营养，使细胞活化，真皮中的弹性细胞、纤维细胞增生能力增强，则肌肉丰富而有弹性，皮肤滋润，从而达到美白的目的。

砭疗解析

【常见病机】

气机失调，经络受阻。

【所选砭具】

砭板、砭锥等。

【所用腧穴】

阳白、头维、下关、颧髎、颊车、地仓、四白、迎香。

【临床技法】

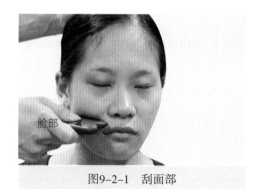

图9-2-1　刮面部

1 脸上有6条阳经，可以整脸刮痧，刮到酸痛感消失即可停止。脸部刮痧前，脸要洗干净，抹上滋润物。砭石刮痧板与脸部呈90度角，轻轻地让力道下沉2～3cm，刮到脸上的气节。砭石刮痧板的力道要往下沉，力道不能浮（图9-2-1）。

2 额头部位由下往上，从眉毛到发际刮，整个额头部位都要刮到（图9-2-2）。

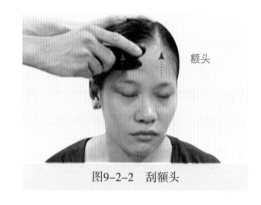

额头

图9-2-2　刮额头

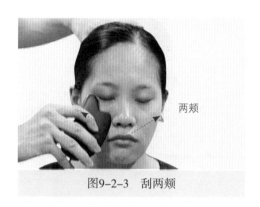

两颊

图9-2-3　刮两颊

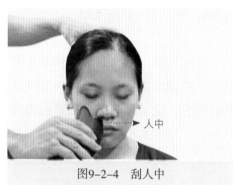

人中

图9-2-4　刮人中

3 两颊以鼻子为中心点，横向刮痧，由上到下，由内往耳朵方向刮痧（图9-2-3）。

4 人中也要刮痧，这里是子宫、卵巢的反射点，刮痧手法与刮脸颊部位相同（图9-2-4）。

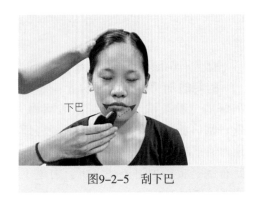

下巴

图9-2-5 刮下巴

5 下巴同样横向刮痧，以下巴中间、鼻子下为中心点，往左、右两边单方向刮痧（图9-2-5）。

脸部经穴按摩

四指握拳，虎口打开，大拇指指腹施力往下压，指力劲道深入5~6cm之后，指腹力量稍微往外旋一下，停留3~4秒之后指力再慢慢放松。指力一定要完全放松，再重新开始按，按到脸部微微发热为止。

脸部拍打

轻拍脸颊，由上到下，从额头开始拍，拍到脸部不痛、拍打声音变薄变脆为止。除了眼睛以外，整脸都可以拍打（图9-2-6）。强效小秘诀：最好每天按摩脸上的穴道，并勤于敷脸。

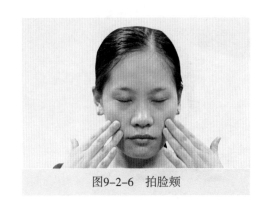

图9-2-6 拍脸颊

日常养护

【食疗养生】

蜂蜜柠檬汁

材料：柠檬1个、蜂蜜1大匙、冰水500毫升。做法：先把柠檬榨汁，蜂蜜加入冰水内搅匀，最后再加入柠檬汁即成。

【保健按摩】

减退晒黑肤色指压法：用食指及中指的第二节位在耳背的凹下位置按压，每次按3秒，做5次。

去汗斑指压法：用双手中指指腹放在眼头位置指压，每次6秒。再用食指及无名指按眼肚位。

以上动作重复10次为一日疗程。

注意事项

刮面部时力量要柔和，以免损伤皮肤。

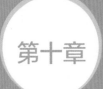

第十章 骨伤科疾病

第一节 颈椎病

颈椎病又称颈椎综合征，是颈椎骨关节炎、增生性颈椎炎、颈神经根综合征、颈椎间盘脱出症的总称，是一种以退行性病理改变为基础的疾患。表现为颈椎间盘退变本身及其继发性的一系列病理改变，刺激或压迫了邻近的神经根、脊髓、椎动脉及颈部交感神经等组织，并引起各种各样症状和体征的综合征。

砭疗解析

【常见病机】

风寒阻络、气滞血瘀、气血不足、肝阳上亢。

【所选砭具】

砭板。

【所用腧穴】

风府、身柱、风池、肩井、天柱、大杼、阿是穴、天宗、曲池、外关、中渚、阳陵泉、悬钟。

【临床技法】

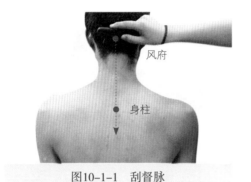

图10-1-1　刮督脉

用刮板刮颈肩部的督脉、胆经和膀胱经。督脉从风府刮至身柱，胆经从风池刮至肩井，膀胱经从天柱刮至大杼。每次10分钟（图10-1-1，图10-1-2，图10-1-3）。

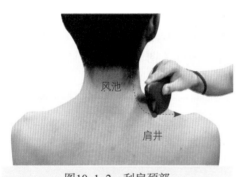

图10-1-2　刮肩颈部

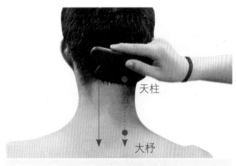

图10-1-3　刮膀胱经

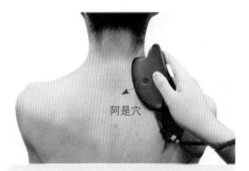

图10-1-4　刮阿是穴

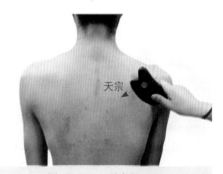

图10-1-5　刮小肠经

用刮板刮阿是穴，每次约5分钟，局部可出现青紫色斑点（图10-1-4）。

用刮板刮背部小肠经双侧的天宗穴，每次3～5分钟（图10-1-5）。

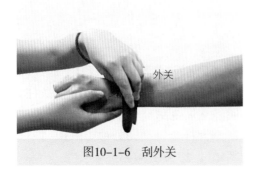

图10-1-6 刮外关

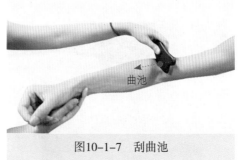

图10-1-7 刮曲池

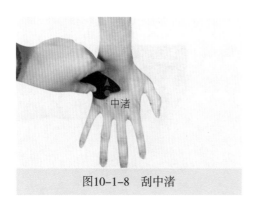

图10-1-8 刮中渚

可以经常用刮板刮上至大肠经的双侧曲池，三焦经的外关、中渚，每次5～10分钟，每日不限次数。以发热为度（图10-1-6，图10-1-7，图10-1-8）。

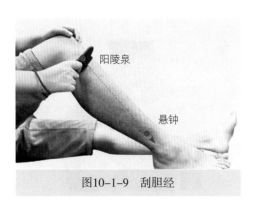

图10-1-9 刮胆经

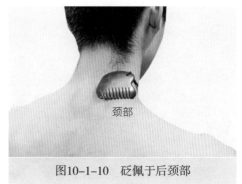

图10-1-10 砭佩于后颈部

每天用刮板刮下肢胆经，从阳陵泉刮至悬钟穴，每次10分钟，每天2次（图10-1-9）。

也可将砭佩放置50℃～60℃的热水中，浸泡15秒，然后取出，可疏通经络、散痹止痛（图10-1-10）。

日常养护

【食疗养生】

川芎白芷炖鱼

配方：川芎15克，白芷15克，鳙鱼头1个，生姜、葱、盐、料酒各适量。制法：将川芎、白芷分别切片，与洗净的鳙鱼头一起放入锅内，加姜、葱、盐、料酒、水适量，先用武火烧沸后，改用文火炖熟。

【保健按摩】

首先，身子坐直，张开双手，用拇指按压脑后两侧风池穴不少于50次。然后，双手中指指腹分别按压第七颈椎旁两侧，到局部有麻木感为止。最后，双手手指按压颈椎旁线，边揉边上下移动各5次。

注意事项

（1）注意颈部保健，不宜长时间低头看书或工作，避免突然回头。
（2）颈部注意保暖，避免触冒风寒。

<h1 style="text-align:center">第二节　肩周炎</h1>

概述

　　肩周炎多发于50岁左右的中老年人，故又名"五十肩"。本病是肩关节周围的软组织，如关节囊、肩袖韧带等退行性病变，并有渗出与细胞浸润，继而纤维老化和粘连。本病早期以肩部疼痛为主，尤以夜间为甚，并有凉、僵感。后期病变组织产生粘连，功能障碍随之产生或加重，疼痛可略有减轻，故后期以功能障碍为主。

砭疗解析

【常见病机】

　　本病多因年老体虚，气血不足，正气下降，或因肩部外伤，慢性劳损，复感风寒湿邪，以致肩部气血凝涩，筋失濡养，经脉拘急而引起本病。

【所选砭具】

　　砭石、砭锥。

【所用腧穴】

　　天柱、肩井、天宗、肩贞、肩髎、肩髃、缺盆、中府、曲池、外关。

【临床技法】

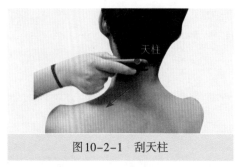

图10-2-1　刮天柱

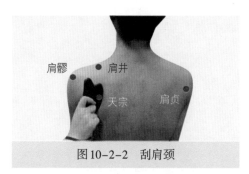

图10-2-2　刮肩颈

　　刮天柱、肩井、天宗、肩贞、肩髎穴及肩背部（图10-2-1，图10-2-2）。

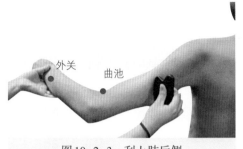

图10-2-3 刮上肢后侧

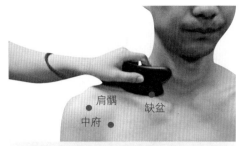

图10-2-4 刮缺盆

刮曲池、外关及上肢后侧（图10-2-3）。

刮缺盆、中府、肩髃、阿是穴及肩前部（图10-2-4）。

日常养护

【食疗养生】

山茱肉党参炖鸡汤：山茱肉100克，党参30克，鸡1只，炖汤喝即可。

【保健按摩】

❶ 弯腰晃肩法：弯腰伸臂，做肩关节环转运动，动作由小到大，由慢到快，用臂的甩动带动肩关节活动。

❷ 后伸下蹲：患者背向站于桌前，双手后扶于桌边，反复做下蹲动作，以加强肩关节的后伸活动。

❸ 爬墙运动：面对墙壁，用双手或单手沿墙壁缓慢向上爬动，使上肢尽量高举，然后再缓缓向下回到原处，反复数次。

注意事项

（1）注意防寒保暖。

（2）加强功能锻炼：对肩周炎来说，特别要注重关节的运动，可经常打太极拳、太极剑、门球，或在家里进行双臂悬吊，使用拉力器、哑铃以及双手摆动等运动，但要注意运动量，以免造成肩关节及其周围软组织的损伤。

（3）纠正不良姿势：对于经常伏案工作的人，应注意调整姿势，避免长期的不良姿势造成慢性劳损和积累性损伤。

（4）砭石治疗肩周炎疗效显著，若配合推拿、针灸其疗效更好。

第三节　腕关节劳损

概述

　　腕关节劳损是因工作性质所引起的慢性劳损，或因直接、间接暴力引起腕关节外伤的后遗症。表现为腕关节经常疼痛，用腕稍多则疼痛加重，甚至腕部肿胀、活动受限、关节无力、关节弹响、局部压痛等。

砭疗解析

【常见病机】

　　急性扭伤、拉伤或长期反复摩擦劳损是造成本病的重要原因。

【所选砭具】

　　砭板。

【所用腧穴】

　　阿是穴。

【临床技法】

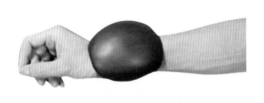

图10-3-1　守法

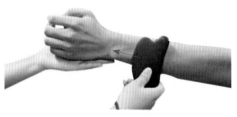

图10-3-2　刮前臂外侧

将砭石放入70℃水中，取出后，放在患处，以透热为度（图10-3-1）。

患者取坐位，患肢放在桌上，医生在患肢前臂背侧中下段做擦法，以活血消肿（图10-3-2）。

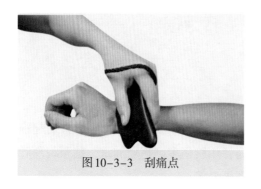

图10-3-3　刮痛点

3 刮腕关节劳损处，力量要轻柔，时间要长（图10-3-3）。

日常养护

【食疗养生】

山萸肉党参炖鸡汤

山萸肉100克，党参30克，鸡1只，炖汤喝即可。

【保健按摩】

① 取坐位，用拇指指腹端按揉患侧上肢阳溪、阳池、合谷、腕骨、养老穴各1分钟，以有较强的酸胀感为度。

② 取坐位，一手将患肢手部牵引固定，另一手以掌擦患腕部2分钟，以透热为度。

③ 取坐位，放松腕部，用双手拇指按压患腕关节背侧，其余四指握住腕部进行拔伸牵引，在牵引下将腕部旋转摇动4次。

④ 取坐位，家人立于患肢侧，一手固定患侧手臂，另一手置于腕关节周围，用拇指及四指以旋转式向前臂揉捏2分钟。

注意事项

（1）急性期患者，应固定腕关节于中位3~5天，当症状消失后解除固定。

（2）功能锻炼应循序渐进，不宜过早过多。

（3）局部热敷以提高疗效。

第四节　腰椎间盘突出

概述

　　腰椎间盘突出是一种退行性慢性疾病。因受外力挤压，运动或劳动不当，造成扭转损伤，导致腰椎间盘纤维环部分或全部破裂。连同髓核向外突出或膨出，腰椎生理前突消失，导致相邻组织，如脊神经、脊髓等受到压迫或刺激。属中医学痹证、腰痛范畴。临床多数患者表现为：下腰部及腰骶部间歇或持续性疼痛，卧床休息后减轻，活动后加重，重者呈痉挛性剧痛，并向下肢放射性疼痛或麻木，疼痛主要沿臀部、大腿及小腿后侧至足背，多数发生在4～5腰椎和腰5、骶1之间的椎间盘，一般多发生于单侧，也有的患者无明显诱因，仅在喷嚏、咳嗽、排便时发作。

砭疗解析

【常见病机】

　　病因病机为感受风、寒、湿邪、跌仆劳损而致气血凝滞、筋脉不利，并与肾气不足、腰膝不坚有关。

【所选砭具】

　　砭板、砭锥。

【所用腧穴】

　　环跳、殷门、委中、昆仑、阳陵泉、足三里。

【临床技法】

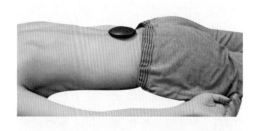

图 10-4-1　守法

病变部位放置砭板，以温热为宜，15～20分钟（图10-4-1）。

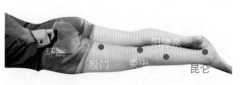

图 10-4-2　刮下肢穴位

刮擦环跳、殷门、委中、昆仑、阳陵泉、压痛点（图10-4-2）。

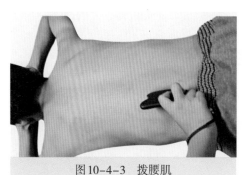

图 10-4-3　拨腰肌

砭石拨腰肌30分钟（图10-4-3）。

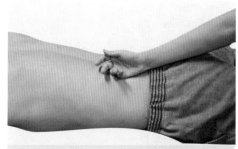

图 10-4-4　搓揉腰部

腰臀部及患侧下肢，以腰部为主，每穴搓揉1～2分钟（图10-4-4）。

日常养护

【食疗养生】

❶ 穿山龙75克，川草乌20克，威灵仙15克。将上药加水500毫升，煮成250毫升。渣再加水250毫升，煮成125毫升，将先后煮好的药水放入煲内，再加小公鸡1只去肠杂，同煮熟，临食时加酒适量（五加皮酒或当归酒更好）。连

肉及汤，分2次服完。适用于寒湿型腰痛，有滋养强壮作用。

❷ 丝瓜藤、黄酒。选取1截连根的丝瓜藤，在火上焙干后，研成末。每天2次，每次3克，用黄酒送服。功效：祛风、除湿、通络。治慢性腰痛。

【保健按摩】

❶ 擦腰法　搓手至热，以两手掌面紧贴腰部脊柱两侧，一上一下为1遍，连续擦100遍。具有温经散寒、壮腰益肾的作用。

❷ 推腰法　站位，两脚分开如肩宽。两手叉腰，拇指在前。先用右手掌从右腰部开始推，向前和向左；然后用左手掌从左腰部开始推，向后和向右。推数十次，也可相反方向推。

❸ 捶腰法　体位同上。两手握空心拳，用拳眼轻轻捶击两侧腰部，由上而下，再由下而上，共20～30次。

注意事项

（1）保持良好的生活习惯，防止腰腿受凉，防止过度劳累。

（2）站或坐姿势要正确。脊柱不正，会造成椎间盘受力不均匀，是造成椎间盘突出的隐伏根源。正确的姿势应该"站如松，坐如钟"，胸部挺起，腰部平直。同一姿势不应保持太久，适当进行原地活动或腰背部活动，可以解除腰背肌肉疲劳。

（3）锻炼时压腿弯腰的幅度不要太大，否则不但达不到预期目的，还会造成椎间盘突出。

（4）提重物时不要弯腰，应该先蹲下拿到重物，然后慢慢起身，尽量做到不弯腰。

（5）对症状严重者须结合牵引、理疗、手术等综合方法治疗。

（6）患者应卧硬床，保护腰部免受风寒等外邪。避免急或强的扭腰活动。

第五节 骨质增生

概述

　　骨质增生是中老年的常见病、多发病，关于本症的命名，国内外尚未统一。国外主要命名为骨关节病、骨关节炎、增生性骨关节炎、退行性骨性关节炎。我国医学主要的命名有骨关节病、椎间盘退变、增生性关节炎、骨关节退行性疾病、骨刺等。本病属于中医学痹证范畴。

砭疗解析

【常见病机】

　　中医学认为本病与外伤、劳损、瘀血阻络、感受风寒湿邪、痰湿内阻、肝肾亏虚等有关。

【所选砭具】

　　砭板。

【所用腧穴】

　　血海、足三里、鹤顶、阳陵泉、委中、委阳、承山、膝阳关。

【临床技法】

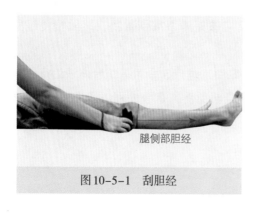

腿侧部胆经

图10-5-1　刮胆经

刮法：督脉皮部、膀胱经皮部、胆经皮部按序刮拭一遍，用平补平泻法（图10-5-1）。

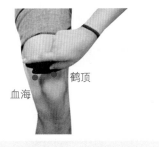

图10-5-2　刮膝盖

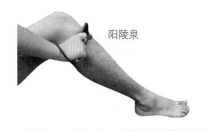

图10-5-3　刮阳陵泉

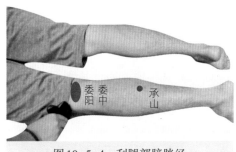

图10-5-4　刮腿部膀胱经

刮痧：血海、鹤顶、阳陵泉、委中、委阳、承山（图10-5-2，图10-5-3，图10-5-4）。

日常养护

【食疗养生】

生姜大葱牡蛎汤

生姜、大葱段作为香料煮牡蛎，稍加盐成汤即可。

【保健按摩】

① 双手叉腰站立，左腿伸直尽量向前抬起，然后换右腿，两侧交替进行，重复20次，接着两腿尽量分开站立，左膝关节弯曲，使身体呈弓形下蹲，使未屈曲的右下肢受到牵引和拉伸，然后直立换右侧，两侧交替进行，重复20次。

② 坐于床沿或者椅子上，双腿垂地，足跟着地，足尖跷起，双手沿身体前面缓缓下移，直到背部感觉到紧张为止，停留数秒，恢复坐姿，然后重复锻炼，开始时双手可能仅能达到小腿部，早晚坚持锻炼，双手能达到足背和足尖。

❸ 仰卧体操：以头、双肘及双足为着力点，用力将躯干和下肢离开床面做过伸锻炼，依照循序渐进原则，锻炼一段时间以后可以以头和双足为着力点，用力将躯干和大腿离开床面，而后以双手、双足为着力点支撑，用力将头、胸、大腿离开床面。

❹ 俯卧体操：两下肢交替做后伸上举动作，而后两上肢尽力向后伸，两下肢及胸部同时离床，做背伸运动，持续数秒后，卧位休息，然后同法重复继续锻炼。锻炼强度和时间应根据自身的情况而定，不可强求也不能过于心急。

> **注意事项**
>
> （1）避免长期剧烈运动：长期过度的运动是诱发骨质增生的原因之一，长期剧烈的运动可使骨骼及周围软组织受力不均，负荷过重，从而导致骨质增生。
>
> （2）适当进行体育锻炼：避免长期剧烈的运动，并不是不需要运动，恰恰相反，适当的体育锻炼是预防骨质增生的上佳方法，因为关节软骨的营养来自关节液，而关节液只有靠"挤压"才能够进入软骨，促使骨骼的新陈代谢，适当的运动，特别是关节的必要运动，可增加关节腔内的压力，有利于关节液间软骨的渗透，减轻关节软骨的退行性改变，从而减轻或预防骨质增生，尤其是关节软骨的增生和退行性改变。
>
> 因此骨质增生康复的方法在于运动，意义在于消除或减轻增生部位的疼痛以及由此而造成的功能障碍，最大限度地恢复其生活和劳动能力，改善和提高患者的生活质量。
>
> （3）刮痧治疗本病有一定疗效，但要配合中药和针灸按摩进行。

第六节　急性腰扭伤

概述

　　急性腰扭伤是指人们在日常生活和工作中，由于腰部肌肉不协调地收缩，导致腰部肌肉、韧带、筋膜的急性损伤。急性腰扭伤多见于成年人，以青壮年最多，老年及少年较少，男性多于女性，以体力劳动者多见。平素缺乏体育锻炼者也常发生。

砭疗解析

【常见病机】

　　本病多由剧烈运动或持重、跌仆、牵拉以及过度扭转等原因，引起筋脉及关节损伤，经气运行受阻，气血壅滞局部而成。

【所选砭具】

　　砭板、砭锥。

【所用腧穴】

　　肾俞、腰阳关、委中、环跳、秩边、承扶、解溪、丘墟、昆仑。

【临床技法】以受伤局部取穴为主。

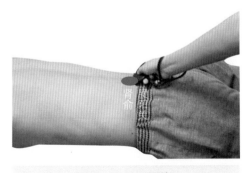

图10-6-1　刮腰部

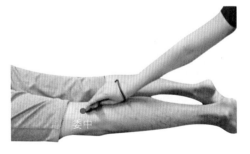

图10-6-2　刮委中

　　腰部重点刮肾俞、腰阳关、委中（图10-6-1，图10-6-2）。

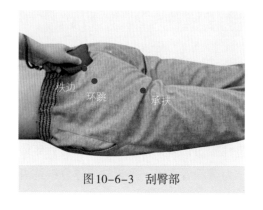

图10-6-3　刮臀部

2 髋部点揉环跳、秩边、承扶（图
10-6-3）。

3 踝部点揉解溪、昆仑、丘墟（图
10-6-4）。

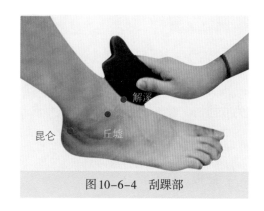

图10-6-4　刮踝部

日常养护

【食疗养生】

腰果南瓜汤

腰果一两，南瓜半斤，盐或者糖调味，炖汤服用。

【保健按摩】

① 掐揉腰痛点：腰痛点在手背，当第二、三掌骨及第四、五掌骨之间，当腕横纹与掌指关节中点处一侧两个穴位，左右共4个穴位。用大拇指的指端沿掌骨之间的缝隙掐揉此穴，一定要有酸麻胀痛的得气感效果才好。

② 拍打委中穴：拍打时将腿伸直绷紧，用手掌或拍子拍打委中穴。边拍打边配合转动腰身，以利经气上达腰背，起到通络祛瘀止痛之功效。左右两边各拍打30～50下，或拍出阳性反应物（即结节）即可。

❸ 按揉肾俞穴：用双手食指的指关节或拇指的指腹揉按两侧的肾俞穴，每次揉按3~5分钟，一天2~3次。揉按时力度要深透，有酸、胀感最好，可以强腰脊、止腰痛。

❹ 按揉大肠俞穴：用双手食指的指关节或拇指的指腹揉按两侧的大肠俞穴，每次揉按3~5分钟，一天2~3次，揉按时力度要深透，有酸、胀感最好，可以通利腰腿。

（1）动作要量力而行：对各项劳动与运动，每人均应根据个人的体能量力而行，切勿勉强，以防因发生意外而得不偿失。

（2）腰部保护：对腰背部肌力较弱或活动强度较大的活动，应预先用宽腰带将腰背部保护起来，以增加腰背部肌力，正如举重运动员或摔跤者所戴的宽条状护腰一样。

第一节　乳腺炎

概述

乳腺炎是乳腺的急性化脓性病证，一般为金黄色葡萄球菌感染所致。多见于初产妇的哺乳期。细菌可自乳头破损或皲裂处侵入，亦可直接侵入乳管，进而扩散至乳腺实质。一般来讲，急性乳腺炎病程较短，预后良好，但若治疗不当，也会使病程迁延，甚至可并发全身性化脓性感染。急性乳腺炎中医学称之为"乳痈"。

急性乳腺炎在开始时患侧乳房胀满、疼痛，哺乳时尤甚，乳汁分泌不畅，乳房结块或有或无，全身症状可不明显，或伴有全身不适，食欲欠佳，胸闷烦躁等。然后，局部乳房变硬，肿块逐渐增大，此时可伴有明显的全身症状，如高热、寒战、全身无力、大便干燥等。常可在4~5日内形成脓肿，可出现乳房搏动性疼痛，局部皮肤红肿，透亮。成脓时肿块中央变软，按之有波动感。若为乳房深部脓肿，可出现全乳房肿胀、疼痛，高热，但局部皮肤红肿及波动不明显，需经穿刺方可明确诊断。有时脓肿可有数个，或先后不同时期形成，可穿破皮肤，或穿入乳管，使脓液从乳头溢出。破溃出脓后，脓液引流通畅，可肿消痛减而愈。若治疗不善，失时失当，脓肿就有可能穿破胸大肌筋膜前疏松结缔组织，形成乳房后脓肿；或乳汁自创口处溢出而形成乳漏；严重者可发生脓毒败血症。急性乳腺炎常伴有患侧腋窝淋巴结肿大，有触痛；白细胞总数和中性粒细胞数增加。

砭疗解析

【常见病机】

乳汁瘀结，乳络不畅所致。乳头属肝，乳房属胃。乳痈的发生，外因为产后哺乳，乳头破损，风毒之邪入络；内因为厥阴之气不行，阳明经热熏蒸，肝郁胃热壅滞，致乳汁瘀结，乳络阻塞，气滞血瘀，化热酿毒，以致肉腐成脓。

【所用腧穴】

①以胆经、膀胱经、小肠经、任脉、胃经、心包经为主。②膻中、肩井穴、足三里、全息穴、乳根。

【临床技法】

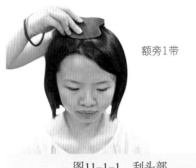

图11-1-1　刮头部

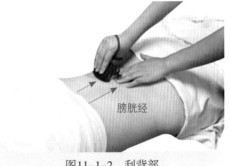

图11-1-2　刮背部

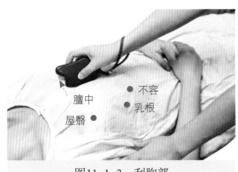

图11-1-3　刮胸部

头部：全息穴区：额旁1带（对侧），额顶带中1/3处（图11-1-1）。

背部：膀胱经—双侧肝俞至胃俞，胆经—患侧肩井，小肠经—患侧天宗（图11-1-2）。

胸部：任脉—膻中；胃经—患侧屋翳、乳根至不容（图11-1-3）。

日常养护

【食疗养生】

（1）猪蹄1只，黄花菜25克，炖熟后不加佐料食之，每日1次。用于乳腺炎初期未成脓者。

（2）乳鸽1只、黄芪30克、枸杞子30克。将乳鸽洗净，黄芪、枸杞子用纱布包好与乳鸽同炖，熟后去药渣，吃鸽肉饮汤。用于乳腺炎溃破后康复期。

（3）粳米100克、蒲公英50克。将蒲公英煎水取汁，加粳米煮粥，每日分服。用于乳腺炎溃破后脓尽余热未清者。

（4）葱须不限量、枯矾少许，将葱须洗净，切碎放入。

【保健按摩】

推膻中穴。

分推两肋。

注意事项

乳腺炎，是产妇常见的疾病，严重地影响母婴双方的健康。无病早防，有病早治。由于认识问题，多数轻防重治。本病是可以预防的，病后要防变，能得到控制。

（1）妊娠期的乳房卫生极为重要，从孕后6个月开始，每天用清洁水或中性肥皂水擦洗乳头、乳晕，或用白酒（75％酒精也可）棉球蘸涂乳头及乳晕，以提高局部的抵抗力。

（2）先天乳头畸形的，在孕后（其实是愈早愈好）加以矫正。可用小酒盅扣在乳头上，外用布带固定；或用吸奶器吸出，每日1～2次，或行乳房按摩，或用手轻柔地牵拉等。

（3）一定要保持乳汁通畅，乳汁淤积是引发乳房炎的重要因素，绝不可忽视。如定时哺乳，每次将乳汁吸尽，如吸不尽，可用吸乳器或按摩挤出，以使乳汁尽量排空。如乳汁过稠，易发生凝乳阻塞乳管，要多进汤液饮食。

（4）情绪要好，负面情绪易引起内火，中医说的肝郁气滞，也能造成积奶。家庭成员要多关照与慰藉产妇，个人乐观更为现实。

（5）对已有乳头皲裂者要积极治疗，绝不可小视。

（6）对机体其他的感染病要妥善的治疗。

（7）要注意乳婴的口腔卫生，如口腔有病除治疗外改用喂奶法。

（8）不要养成乳婴含乳头睡眠习惯，注意哺乳姿势。

（9）一旦发现乳房有异常变化，应即时处理。

第二节　痛经

概述

妇女在月经期或行经前后小腹剧烈疼痛，或伴腰骶部疼痛及其他症状，严重者可出现呕吐、面色苍白、冷汗淋漓、手足厥冷等症，并随月经周期发作，影响日常工作和生活者，称为"痛经"或"经行腹痛"。

砭疗解析

【常见病机】

冲任不和，肝肾不足，使脉络受阻，气血运行不畅，不通则痛。情志不调、肝气郁结、寒湿之邪侵入均会导致痛经。

【所选砭具】

砭板、砭锥。

【所用腧穴】

神阙、十七椎、关元、地机、三阴交。

【临床技法】

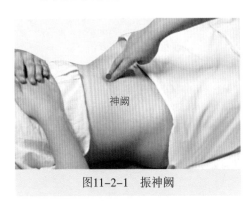

图11-2-1　振神阙

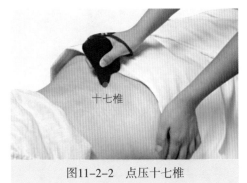

图11-2-2　点压十七椎

指振法：神阙部位（图11-2-1）。

守法：十七椎点压（图11-2-2）。

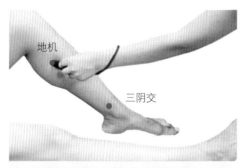

图11-2-3　点压穴位

点法：三阴交、地机处（图11-2-3）。

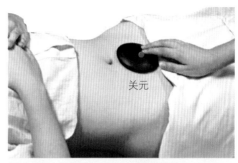

图11-2-4　熨法

熨法：寒凝重者加关元熨法（图11-2-4）。

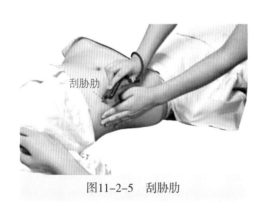

图11-2-5　刮胁肋

刮法：气滞重者加两胁肋骨下缘刮法（图11-2-5）。

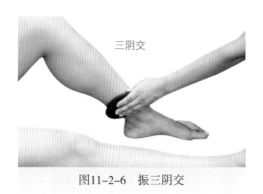

图11-2-6　振三阴交

震振法：气血两亏者加腿部之三阴交穴砭振法（图11-2-6）。

日常养护

【食疗养生】

① 益母草香附汤

益母草、香附各100克，鸡肉250克，葱白5根。将葱白拍烂，与鸡肉、益母草、香附加水同煎。饮汤，食鸡肉。适用于痛经，并能光艳皮肤。

② 姜艾薏苡仁粥

干姜、艾叶各10克，薏苡仁30克。将前两味水煎取汁，将薏苡仁煮粥至八成熟，入药汁同煮至熟。具有温经、化瘀、散寒、除湿及润肤功效。适用于寒湿凝滞型痛经。

③ 姜枣花椒汤

生姜25克，大枣30克，花椒100克。将生姜去皮洗净切片，大枣洗净去核，与花椒一起装入瓦煲中，加水1碗半，用文火煎剩大半碗，去渣留汤。饮用，每日1剂。具有温中止痛功效。适用于寒性痛经，并有光洁皮肤作用。

【保健按摩】

① 按摩小腹 双手相叠置于小腹中间，紧压腹部，慢慢按摩腹部，以10次/分左右的频率进行，直至小腹内有热感为宜。共操作5分钟。

② 斜擦小腹两侧 双手置于侧小腹，从后向前斜擦，方向朝外生殖器。不要往返擦动，要方向一致，以摩热为度。共操作5分钟。

③ 点揉子宫 用双手食指、中指按压住两旁子宫穴，稍加压力，缓缓点揉，以酸胀为度，操作5分钟，以腹腔内有热感为最佳。

注意事项

（1）注重自我保健，经期要防寒保暖，避免淋雨、下水，忌食生冷食品。

（2）情绪稳定，精神愉悦。

（3）膳食合理平衡。

（4）生活规律，劳逸结合，保证睡眠。

（5）适度参加运动锻炼，但忌干重活及剧烈运动。

第三节 月经不调

概述

月经的周期或经量出现异常，包括月经先期、月经后期、月经先后无定期、经期延长、月经过多、月经过少等，都称为月经不调。中医学认为本病主要是七情所伤或外感六淫，或先天肾气不足，多产房劳，劳倦过度，使脏气受损，肝脾肾功能失常，气血失调，致冲任二脉损伤，发为月经不调。

砭疗解析

【常见病机】

气虚则统摄无权、冲任失固；血热则流行散溢，导致提前；寒凝血瘀可使经期后延；气郁阻滞致使月经错后。冲任气血失调，血海蓄溢失常，或肾气虚衰可致月经先后无定期。

【所选砭具】

砭板，砭锥。

【所用腧穴】

神阙、关元、大横、水道、血海、三阴交、带脉、足三里、肾俞、太溪、涌泉、行间、地机、命门。

【临床技法】

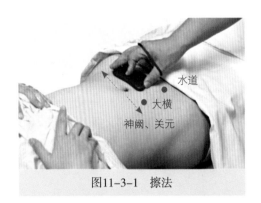

图11-3-1 擦法

擦法：神阙至关元段向双侧扩至大横、水道横擦法，以热为度（图11-3-1）。

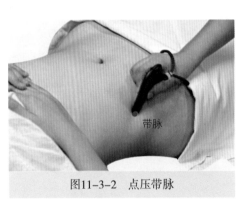

图11-3-2 点压带脉

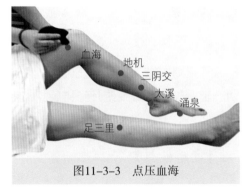

图11-3-3 点压血海

2 点法：血海、三阴交、带脉点压法；经稀、提前、小腹空坠的气虚者加足三里、膻中点压；月经量少、错后、色淡、头晕、腰酸者加背部脾俞、膈俞点压；肾虚加肾俞、太溪、涌泉穴点压（图11-3-2，图11-3-3）。

3 刺法：肝郁气滞加太冲、行间点刺，期门擦法或振法；血热妄行加行间、地机点刺以清泻血分之热。

熨法：寒凝加命门及周围熨法，小腹和少腹部位熨法（图11-3-4）。

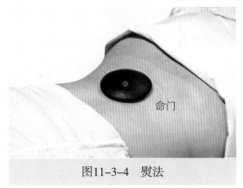

图11-3-4 熨法

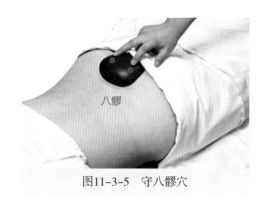

图11-3-5　守八髎穴

守法：腰部八髎穴守法（图11-3-5）。

刮法：刮拭部位以膀胱经（第1侧
　　　线、第2侧线，即竖棘肌内外侧
　　　缘）、任脉（神阙至曲骨）为主。刮拭
第2组穴位时，应在该穴附近反复寻找
有条索、压痛、结节的反应点，涂以
刮痧介质，用泻法，以出痧为度。月
经先期重点刮拭膀胱经左侧穴位，月
经后期重点刮拭膀胱经右侧穴位，先
后不定期左右都刮。刮拭第3组穴位时
采用点揉痧，每穴20次。3天1次，3次
1个疗程（图11-3-6）。

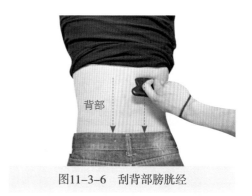

图11-3-6　刮背部膀胱经

日常养护

【食疗养生】

1 红花当归粥

红花、当归各10克，丹参30克，糯米100克，红糖适量。先煎上述诸药，去
渣取汁，后入糯米煮粥，调入红糖即可。每日2次，空腹食。养血活血调经。

2 黑米阿胶粥

阿胶30克，黑糯米100克，红糖适量。先将黑糯米煮粥，待粥将熟时，放入
捣碎的阿胶，边煮边搅匀，稍煮2~3沸，加入红糖即可。每日分2次服，3日为一
疗程，间断服用。滋阴补虚，养血止血，益肺。

【保健按摩】

❶ 三阴交　位于小腿的内侧，足内踝尖上3寸，胫骨（小腿内侧骨）内侧缘后方凹陷处。痛经或月经不调者，在月经开始前一周左右，每天花1分钟刺激此穴，有良好的保健效果。

❷ 关元穴　位于下腹部，前正中线上，肚脐下3寸。每天坚持点按或灸此穴30分钟，有助提高性功能，对腰部发冷、体质虚弱者效果更好。还有个在家比较可行性的操作方法，是买个有一个或两个孔的艾灸盒，每个孔放一截艾条，点燃艾条后把灸盒放在下腹部（离肚脐大约4个手指头）的位置进行熏灸，每次30分钟左右，注意防止烫伤。

注意
事项

（1）经期要防寒避湿，避免淋雨、涉水、游泳、喝冷饮等，尤其要防止下半身受凉，注意保暖。

（2）不妨在食谱中添加大葱、豆类、南瓜、大蒜、生姜、栗子、橘子等食物；另外，醋、酱、植物油、辣椒、胡椒等调料及炖牛肉、鸡肉高汤，都对月经不调有一定作用。

（3）月经失调期间要保持外阴部清洁，免受细菌感染。可使用药用或清新型卫生巾。

（4）保持良好精神状态，情绪乐观。

第十二章　男科疾病

第一节　遗精

概述

遗精是指不因性生活而精液频繁遗泄的病证，又称"失精"。有梦而遗精，称为"梦遗"，无梦而遗精，甚至清醒时精液流出，称"滑精"。常见于西医学的男子性功能障碍、前列腺炎、神经衰弱、精囊炎及睾丸炎等疾病中。未婚或已婚但无正常性生活的男子每月遗精2~4次者属正常现象。频繁遗精或梦遗，或滑精，每周2次以上，伴头晕目眩、神疲乏力，精神不振、腰膝酸软，则是病理性遗精。

砭疗解析

【常见病机】

相火妄动、劳伤心脾、肾虚精关不固而致滑泄。

【所选砭具】

砭珠，砭板，砭锥。

【所用腧穴】

关元、气海、三阴交、肾俞、命门、八髎。

【临床技法】

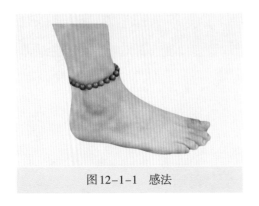

图12-1-1　感法

感法：可在足踝部经常佩戴泗滨浮石石珠串（图12-1-1）。

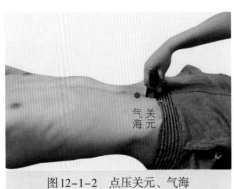

图12-1-2　点压关元、气海

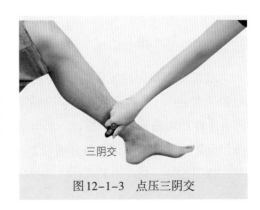

图12-1-3　点压三阴交

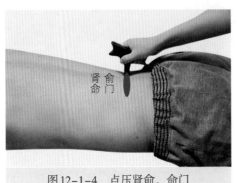

图12-1-4　点压肾俞、命门

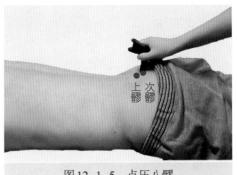

图12-1-5　点压八髎

刺法：取穴关元、气海、三阴交、肾俞、命门、上髎、次髎。选用砭锥依次在诸穴进行点按，每穴3～5分钟，局部可出现青紫色瘀斑，是正常现象（图12-1-2，图12-1-3，图12-1-4，图12-1-5）。

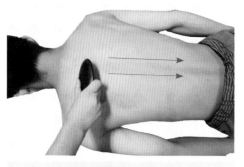

图12-1-6　刮背部

刮法：选用肾形砭板依次循背部膀胱经、肾经，小腿后侧、前侧进行刮拭，通其经脉，每条经脉出现红晕为度（图12-1-6，图12-1-7，图12-1-8）。

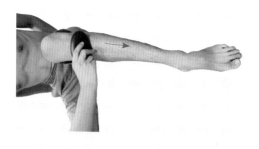

图12-1-7　刮小腿前侧

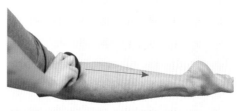

图12-1-8　刮小腿后侧

日常养护

【食疗养生】

❶ 甲鱼1只，猪脊髓200克。将上两味加生姜、葱、胡椒粉各适量，炖汤。吃肉喝汤。此方有滋阴、补髓、固肾功效。适用于肾虚遗精者。

❷ 冬虫夏草加适量冰糖隔水炖，或与桂圆、核桃仁、红枣蒸熟服用，为"秘精益气、专补命门"佳品。虫草有补肾益精气之功。

❸ 韭菜籽10克，粳米50克。将韭菜子用文火炒熟，与粳米、细盐少许，同入砂锅内，加水500毫升，以慢火煮至米开粥稠即可。每日温热服2次。此方有温肾助阳，止遗泄之功效。

❹ 白果仁60克，炒后加糖入水煎，吃白果，喝汤，每日1次。

【保健按摩】

❶摩压手指按摩法　用右手大拇指、食指和中指抓住左手中指，由指根部往指尖部抻拉，直到皮肤红赤为止；或者用右手的三个手指按压左手无名指和小指之间的骨头处，一直到皮肤呈红赤为止。还可以选择揉按脚踝后内外凹陷窝偏下处，但是一定要坚持做，否则效果不明显。

❷穴位按摩法　用双手手指分别依顺时针与逆时针方向反复轻轻按摩丹田穴（腹部脐下方2指）和肾俞穴（腰部最细处的背部、第二腰椎棘突下旁开3指处），通过按摩这两个穴位，可以帮助调整和改善性功能。

❸固精按摩法　仰卧位，两手交叠置于肚脐，分别进行顺时针和逆时针按摩多次，然后从心口下按摩到耻骨联合处多次。此法能达到固精健身的目的。

注意
事项

（1）注意精神调养，排除杂念。

（2）丰富文体活动，适当参加体力劳动或运动。

（3）注意生活起居规律。

（4）晚餐不宜过饱，被褥不宜过厚，内裤不宜过紧。

（5）少食辛辣刺激性食物如烟酒咖啡等。

第二节　阳痿

概述

阳痿是指成年男子性交时，由于阴茎痿软不举，或举而不坚，或坚而不久，无法进行正常性生活的病证。但对发热、过度劳累、情绪反常等因素造成的一时性阴茎勃起障碍，不能视为病态。

砭疗解析

【常见病机】

命门火衰、心脾两虚、惊恐伤肾、湿热下注。

【所选砭具】

砭板、砭锥。

【所用腧穴】

神阙、关元、中极、肾俞、命门。

【临床技法】

刺法：取穴神阙、关元、中极、肾俞、命门。选用砭锥依次在诸穴进行点按，每穴 3 ~ 5 分钟，局部可出现青紫色瘀斑，是正常现象（图12-2-1，图12-2-2）。

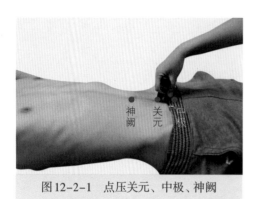

图12-2-1　点压关元、中极、神阙

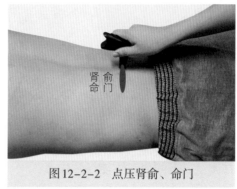

图12-2-2　点压肾俞、命门

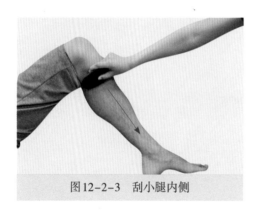

图12-2-3　刮小腿内侧

2 刮法：选用肾形砭板依次循小腿内侧肾经、肝经、脾经进行刮擦，通其经脉，每条经脉出现红晕为度（图12-2-3）。

日常养护

【食疗养生】

韭菜炒羊肝

韭菜90g，洗净切段；羊肝120g切片，铁锅急火炒熟后佐以醋食用，治疗命门火衰阳痿。

肉苁蓉炖羊肾

肉苁蓉5~10g，羊肾1对，煮熟调味服食，治命门火衰阳痿。

子鸡乌龟汤

取未产过蛋、重约1000g的子鸡1只，去毛及内脏；另取重约500g的乌龟1只，去甲，白胡椒9g，红糖500g，装入鸡腹腔内，置于砂罐中，加白酒1000ml，加盖，并用泥封固，加文火煨至肉烂为度。食汤和肉，2~3天吃完。隔15日后如法配服。该方补肾滋阴，用于肾阴亏虚阳痿。

【保健按摩】

❶ 摩擦双耳　晨起时，用指尖或螺纹面在双侧对耳轮体等耳部轻轻环形摩擦，或点压揉按，以局部微胀痛有热感为度。此法具有调和阴阳，疏通气血，健肾固精之效。为历代养生家所倡导。

❷ 腹股沟按摩　临睡前，将两手放于两侧腹股沟处（大腿根部）。以掌沿斜方向轻轻按摩36次，可每周按摩数次。对增强性欲，提高精力有一定作用。

❸ 下腹部摩擦　临睡前，将一只手放在脐下耻骨上小腹部位；另一只手放在腰上，然后一面按住腰，一面用手在下腹部由右向左慢慢摩擦，以自觉腹部温热感为度。

注意事项

（1）学习性知识。有的未婚男子自称阳痿（无性欲或不能勃起），往往只是没有足够刺激引起性欲，不能视为病态。新婚夫妻性生活时，男方紧张、激动，女方恐惧、羞涩，配合不好，导致性交失败是缺乏经验，不是病态，要互相理解、安慰，随着时间推移大多能满意和谐。

（2）了解生理波动。当男子在发热、过度疲劳、情绪不佳等情况下出现一时性的或一个阶段的阳痿，多半是一种正常的抑制，生理的波动，男方不要徒增思想负担，女方不要因之埋怨、指责，以免弄假成真，导致阳痿。

（3）谨慎用药。避免服用或停止服用可能引起阳痿的药物。如因疾病必须服用某类药物时应尽量选择那些对性功能没有影响的药物。

（4）节房事。长期房事过度，沉浸于色情，是导致阳痿的原因之一。实践证明，夫妻分床，停止性生活一段时间，避免各种类型的性刺激，让中枢神经和性器官得到充分休息，是防治阳痿的有效措施。

（5）饮食调养。狗肉、羊肉、麻雀、核桃、牛鞭、羊肾等；含锌食物如牡蛎、牛肉、鸡肝、蛋、花生米、猪肉、鸡肉等，含精氨酸食物如山药、银杏、冻豆腐、鳝鱼、海参、墨鱼、章鱼等，都有助于提高性功能。

（6）提高身体素质。身体虚弱，过度疲劳，睡眠不足，紧张持久的脑力劳动，都是发病因素，应当积极从事体育锻炼，增强体质，并且注意休息，防止过劳，调整中枢神经系统的功能失衡。

第三节　早泄

概述

　　早泄是指阴茎插入阴道不到1分钟甚至刚触及阴道口便发生射精，不能进行正常性交的病证。常见于西医学的男子性功能障碍。

砭疗解析

【常见病机】

肾虚不固、肝经湿热、心脾两虚。

【所选砭具】

砭板、砭锥、砭珠。

【所用腧穴】

腰眼、太溪、肾经、肝经、脾经。

【临床技法】

　　感法：足踝部佩戴砭石珠串（图12-3-1）。

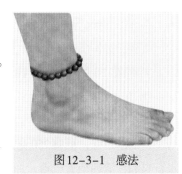

图12-3-1　感法

2 刺法：腰眼。选用砭锥在穴位进行点按，每穴3～5分钟，局部可出现青紫色瘀斑，是正常现象（图12-3-2）。

3 刮法：选用肾形砭板依次循小腿内侧肾经、肝经、脾经进行刮擦，通其经脉，每条经脉出现红晕为度（图12-3-3）。

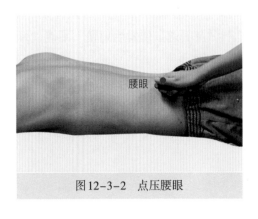

图12-3-2　点压腰眼

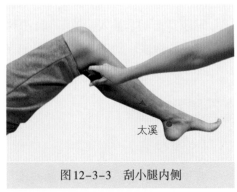

图12-3-3　刮小腿内侧

日常养护

【食疗养生】

青虾炒韭菜

青虾250克，韭菜100克。虾洗净，韭菜洗净切段。先以素油炒青虾，烹黄酒、酱油、姜丝等调料，再加韭菜煸炒即可。

菊花醪

甘菊花10克剪碎，与糯米酒酿适量放在小锅内拌匀，煮沸，顿食，每日2次，治相火妄动所致早泄。

泥鳅炖豆腐

泥鳅500克，豆腐250克。泥鳅去鳃肠内脏，洗净放大锅中，加食盐少许及适量水、料酒，清炖至五成熟，加入豆腐，再炖至鱼熟烂即可。吃鱼和豆腐，并饮汤。

腐皮白果粥

白果12克，腐皮45~80克，大米适量。白果去壳与皮，白米置砂锅中，加水适量煮粥，每日1次。

【保健按摩】

❶ 搓涌泉　盘膝而坐，两手掌搓热后，分别紧握两足面，从趾根开始，经

踝关节至三阴交（内踝关节端上3寸，胫骨内侧缘后方凹陷处）一线，用力来回摩擦20~30次，然后分别搓涌泉穴81次，并意守涌泉。

❷摩肾俞　两手掌贴于肾俞穴（第2、3腰椎间水平线，向外二横指处），两中指对命门，两手同时由上至下，由外向里的方向做环形转动按摩36次，并意守命门。

❸抖阴囊　背靠实物取半仰卧位，两腿伸直分开，意守丹田，一手扶持阴茎，另一手中指、食指、无名指托住阴囊下部，上下抖动100~200次，换手再抖100~200次，逐渐加大力量，但动作要轻柔。

注意事项

（1）注意婚前性教育和性指导，掌握一些性生活的常识，了解和掌握正常的性交方法和性交过程。

（2）不要酒后性交。尤其是大量饮用烈性酒后，反而会导致男方阴茎勃起不坚或早泄，妨碍性生活和谐；而且酒后受孕会危及胎儿。

（3）处理协调好人际关系、家庭关系，以及夫妻关系，保持心情舒畅，努力营造好温馨、良好的家庭氛围和幽静的性生活环境。

（4）注意生活要有规律，加强体育锻炼，如散步、气功等均有益于自我心身健康和精神调节。

（5）偶然出现早泄，女方应安慰、谅解、关怀男方，温柔体贴地帮助男方克服恐惧、紧张、内疚心理，切忌埋怨、责怪男方。

第四节　前列腺炎

概述

前列腺炎是中青年男性生殖系统感染的一种常见病、多发病。大多与尿道炎、精囊炎或附睾炎同时发生，临床表现常伴有前列腺肥大。临床有急性、慢性、细菌性、非细菌性的区别，以慢性前列腺炎最为常见。本病属于中医学"淋证"、"尿浊"范畴。按照病程可分为急性前列腺炎和慢性前列腺炎。其中急性前列腺炎是由细菌感染而引起的急性前列腺炎症。

急性前列腺炎可有恶寒、发热、乏力等全身症状；尿道症状为排尿时有烧灼感、尿急、尿频，可伴有排尿终末血尿或尿道脓性分泌物；直肠症状为直肠胀满、便急和排便感，大便时尿道口可流出白色分泌物。

慢性前列腺炎分为细菌性前列腺炎和前列腺病。慢性细菌性前列腺炎常由急性前列腺炎转变而来；前列腺病常由病毒感染、泌尿系结石、前列腺慢性充血等引起。性交中断、性生活频繁、慢性便秘均是前列腺充血的原因。

砭疗解析

【常见病机】

下焦湿热、血瘀精道、脾肾阳虚。

【所选砭具】

砭板、砭锥、砭珠。

【所用腧穴】

气海、中极、阴陵泉、三阴交、太溪。

【临床技法】

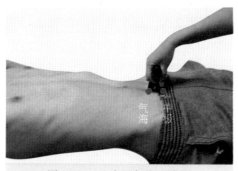

图12-4-1　点压气海、中极

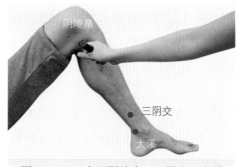

图12-4-2　点压阴陵泉、三阴交、太溪

刺法：气海、中极、阴陵泉、三阴交、太溪。选用砭锥依次在诸穴进行点按，每穴3~5分钟，局部可出现青紫色瘀斑，是正常现象（图12-4-1，图12-4-2）。

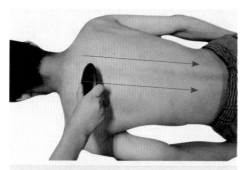

图12-4-3　刮背部

2　刮法：选用肾形砭板依次循背部膀胱经进行刮擦，通其经脉，每条经脉出现红晕为度（图12-4-3）。

日常养护

【食疗养生】

桃仁墨鱼

墨鱼1条，桃仁6克。活血祛瘀。先将墨鱼去骨皮洗净，与桃仁同煮，鱼熟后去汤，食鱼肉，可作为早餐食用。

蜂王浆

可用开水将蜂王浆配制成1:100的溶液。每日口服2次，每次20~30毫升，长期服用。滋补强壮，益肝健脾。

【保健按摩】

① 热水坐浴 　每晚临睡前，可使用约40℃的热水进行坐浴，具体方法为：将会阴及肛周部位浸入水中，每次15分钟，每天2次。热水坐浴能加速血液循环，帮助肌肉放松，减少炎症的发生，对预防前列腺炎有积极作用。应特别注意的是，坐浴水温不宜过热，否则反而对生殖系统不利。

② 提肛运动 　在仰卧时，双臂枕于头下，双腿伸直，双足略分开，吸气并收缩臀部，同时上提紧缩肛门，保持5秒钟，然后随呼气放松，重复动作3次左右。

③ 摩擦后背 　用双手掌心摩擦后背上对应肾部的区域，感到发热即可，每天2次。

注意事项

（1）前列腺的发病，对人体有很大危害，需要及早进行治疗。

（2）日常生活中首先要注意好好休息，不熬夜及劳累，忌食凉辣辛等刺激性食物。

（3）多喝水，多排尿，不憋尿。

（4）戒除不良生活习惯。

第十三章 儿科疾病

第一节 小儿痿证

概述

小儿痿证指小儿四肢软弱，无力运动的病证。初起发热，或不发热而见四肢或左或右，或上或下，逐渐无力，麻木痿弱，不能举动，肌肉日见消瘦。病重者，患病部位运动功能全部丧失。多因湿热内蕴，肺热伤津，病久肾亏所致。

砭疗解析

【常见病机】

肺热伤津、湿热浸淫、脾胃虚弱、肝肾不足。

【所选砭具】

砭板、砭锥。

【所用腧穴】

曲池、手三里、合谷、丰隆、阴陵泉、足三里。

【临床技法】

治痿独取阳明。

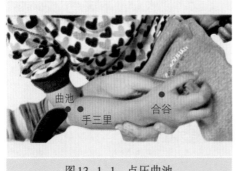

图 13-1-1 点压曲池

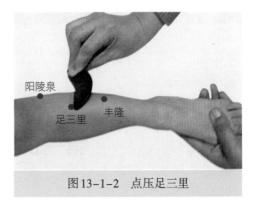

图 13-1-2 点压足三里

1 刺法：取穴曲池、手三里、合谷、足三里、丰隆、阳陵泉。选用砭锥依次在诸穴进行点按，每穴 3 ~ 5 分钟，局部可出现青紫色瘀斑，是正常现象（图 13-1-1，图 13-1-2）。

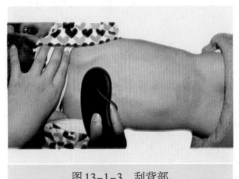

图 13-1-3 刮背部

2 刮法：选用肾形砭板依次循后背督脉、膀胱经，臂部大肠经，腿部胃经，进行刮擦，通其经脉，每条经脉以出现红晕为度（图 13-1-3）。

3 擦法：将砭板平置于背部反复搓擦，至温热为度（图 13-1-4）。

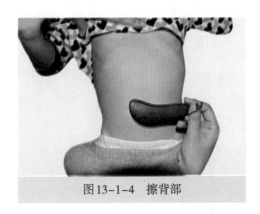

图 13-1-4 擦背部

日常养护

【食疗养生】

❶大麦（去皮）60克，薏苡仁60克，土茯苓90克，同煎为粥，煮熟后去土茯苓，常服。主治湿热浸淫痿证。

❷烤干牛骨髓粉300克，黑芝麻300克，略炒香后研为细末，加白糖适量合拌，每次服9克，每日2次。适用于肝肾亏虚痿证。

❸黄芪50克，猪脊骨适量，水煎，盐调味服食。适用于脾胃虚弱痿证。

【保健按摩】

❶患儿仰卧位：点按阑门、建里、气海、关元，两手放带脉，点上脘、中脘、梁门、石关、天枢、足三里、三阴交、太冲之后；用引气归元法操作3～9次（左手捏住建里部位，右手捏住气海部位，同时提起）。

❷点按肩井、臂臑、曲池、手三里、尺泽、列缺、合谷、少商穴，清肺经。

❸点环跳、血海、梁丘、伏兔、鹤顶、犊鼻、足三里、阳陵泉、三阴交、绝骨、解溪、太冲等穴，以脾、胃、肝、肾四经为主。

（1）本病是先天性和后天性因素相互作用所致，保证合理营养，促进小儿生长发育。

（2）对小儿进行适当的小儿推拿和较为缓和的体育锻炼，增强小儿体质。

第二节 小儿泄泻

概述

泄泻以大便次数增多，粪便稀薄如水样，或伴不消化食物，或夹有黏液为主症，是小儿最常见的疾病之一，尤以2岁以下的婴幼儿更为多见，年龄愈小，发病率愈高。本病虽四时均可发生，但以夏秋季节较多，南方冬季亦可发生。中医学认为，脾胃为后天之本，主运化水谷和输布精微，为气血生化之源。小儿运化功能尚未健全，而生长发育所需水谷精气却较成人更为迫切，故易为饮食所伤；加之小儿对疾病的抵抗力较差，寒暖不能自调，乳食不知自节，一旦调护失宜，则外易为六淫所侵，内易为饮食所伤，故泄泻。

砭疗解析

【常见病机】

感受外邪、内伤饮食、脾胃虚弱、脾肾阳虚。

【所选砭具】

砭板、砭锥。

【所用腧穴】

膀胱经、身柱、内关、足三里。

【临床技法】

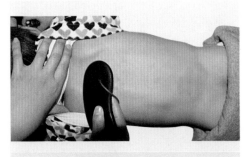

图13-2-1 刮背部

刮法：选用肾形砭板依次循背部、腰部膀胱经进行刮擦，通其经脉，每条经脉出现红晕为度（图13-2-1）。

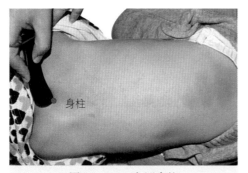

图13-2-2 点压身柱

刺法：取穴身柱、内关、足三里。

选用砭锥依次在诸穴进行点按，每穴3～5分钟，局部可出现青紫色瘀斑，是正常现象（图13-2-2，图13-2-3，图13-2-4）。

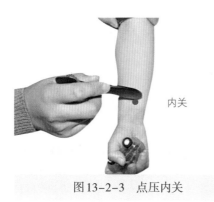

图13-2-3 点压内关

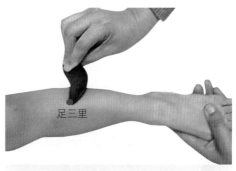

图13-2-4 点压足三里

擦法：将砭板平置于腹部反复搓擦，至温热为度（图13-2-5）。

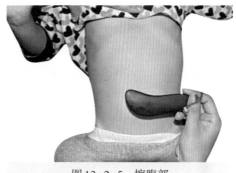

图13-2-5 擦腹部

日常养护

【食疗养生】

焦米汤

米粉，糖。将米粉放在锅内用文火炒至焦黄，加少量糖和水煮沸后服用。

焦米汤有一定的热能，米粉炒热后可使部分淀粉转变成糊精，利于消化吸收；炒焦后的淀粉还有吸附肠内毒素及气体的作用。

苹果泥

苹果，盐。苹果切块，捣成果泥后食用。每天食苹果泥2～3次，每次30～60克。也可取苹果一个洗净切碎，加盐0.8～0.9克，糖5克，水250毫升共煎汤，分2～3次饮用。适用于6月龄以上小儿。苹果含有果酸，能吸附毒素，并含有鞣酸，具有收敛作用，适宜于小儿腹泻。

胡萝卜汁

鲜胡萝卜100克，盐。

取鲜胡萝卜洗净切碎放入锅内，加盐3克、适量水，煮烂后去渣取汁，每天分2～3次服用。有健脾消食作用。

【保健按摩】

❶清脾经　拇指桡侧缘从指端至指根。

操作：用推法，从指根向指端方向推。生病时间较长，则推的方向相反，即从指端向指根方向推，称补脾经。

❷清胃经　拇指掌面近掌端第一节，属线状穴位。

操作：用推法，从指端向指根方向推。

❸摩腹　腹部，属面状穴位。

操作：用手掌部在腹部以肚脐为中心作顺时针的圆周状摩动。病久，则可酌加逆时针方向的推摩。

❹推下七节骨　腰部第四腰椎至尾骨端成一直线。

操作：推法，用拇指或食指、中指指腹由上向下推。

注意事项

（1）婴儿提倡母乳喂养，避免在炎热的夏天断奶，以减少腹泻的发生。要特别注意病儿腹部的保暖。

（2）家长可以用一个暖水袋给孩子热敷腹部，还可以给孩子揉揉肚子，以减轻病儿的腹痛。

第十四章　其他疾病

第一节　失眠

概述

　　失眠通常指患者对睡眠时间和（或）质量不满足并影响白天社会功能的一种主观体验。临床常见的失眠形式有：①睡眠潜伏期延长：入睡时间超过30分钟；②睡眠维持障碍：夜间觉醒次数≥2次或凌晨早醒；③睡眠质量下降：睡眠浅、多梦；④总睡眠时间缩短：通常少于6小时/天；⑤日间残留效应：次晨感到头晕、精神不振、嗜睡、乏力等。

砭疗解析

【常见病机】

　　多由心阳偏亢，阳不入阴，心神不能入舍所致。但有虚实之不同，实则为邪火、痰火，扰动心神，神不安藏；虚则为心阴心血亏损，阴不敛阳，血不养心，心神浮越，失于敛藏所致。

【所选砭具】

　　砭板。

【所用腧穴】

　　夹脊、心俞、神堂、百会、神堂、三阴交。

【临床技法】

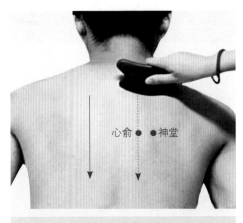

图14-1-1　刮背俞穴

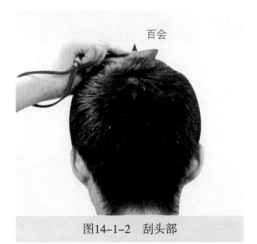

图14-1-2　刮头部

1　用砭板刮拭脊柱两旁的背俞穴，重刮心俞、神堂之间，以皮肤潮红为度（图14-1-1）。

2　经常用砭板呈星状放射刮拭头部，从百会刮向四周，至局部温热感（图14-1-2）。

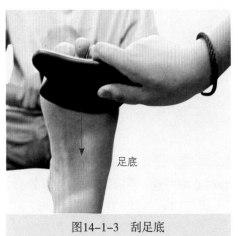

图14-1-3　刮足底

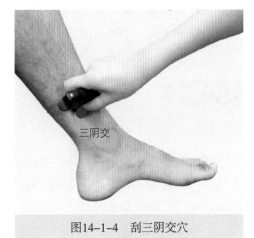

图14-1-4　刮三阴交穴

3　每晚刮足底、足大拇指，及双侧三阴交穴位（图14-1-3，图14-1-4）。

4　将砭板放置于枕下，利用砭石的远红外功效，与人体产生感应。

日常养护

【食疗养生】

酸枣仁粥

酸枣仁35克，加适量水煮后去渣，粳米100克，洗净后放入药液中煮粥，加入少量调味料即可食用。酸枣仁能养肝，宁心，安神，敛汗；粳米可以益脾胃，除烦渴。两药同用，宁心安神，健脾和胃，是调理虚烦不眠的小验方。

大枣龙眼莲子汤

大枣20枚，龙眼肉10克，莲子50克，白糖少许：将大枣、龙眼肉及莲子洗净后加水适量，煮烂熟后加白糖调味，早晚食用。可健脾养血，益心安神，治疗神经衰弱患者，及失眠多梦，心悸健忘，疲倦无力，精神萎靡者。

【保健按摩】

❶ 头部按摩　以中指指腹自下而上交替按摩印堂穴30次，再沿眉按摩眉棱骨、太阳穴各30次。

❷ 耳部按摩　以双手拇指，食指循耳廓自上而下按摩30次，再揉双侧耳垂30次，至红为度。

❸ 足心按摩　晚上洗脚过后，以拇指按揉双侧足心涌泉穴各90次，有强肾调肝安眠作用。

注意事项

（1）睡前不宜饮酒、喝茶、吸烟、用脑过度。

（2）睡前不宜看激烈的电影、电视剧、小说等。

（3）平时应适当锻炼，保持良好生活习惯。

第二节　眩晕

概述

眩晕是目眩和头晕的总称，目眩即眼花或眼前发黑，视物模糊；头晕即感觉自身和外界景物旋转，站不稳。二者常同时并见，故统称为眩晕。轻者闭目即止，重者如坐车船、旋转不定，不能站立，或伴恶心、呕吐、出汗，甚则晕倒。真性眩晕常由内耳迷路、前庭神经、脑干和小脑病变引起，均有自身或周围景物旋转的感觉，见于内耳性眩晕症、晕动病及急性迷路炎。假性眩晕只有头晕感或轻度站立不稳，可见于高血压病、高血压脑病、脑动脉硬化、贫血、神经衰弱、神经官能症、晕车等多种疾病。

砭疗解析

【常见病机】

肝火上炎，痰浊中阻，清气不能上荣头目；气血不足，肾精空虚，清阳不升，故见眩晕。

【所选砭具】

砭板。

【所用腧穴】

四神聪、百会、风府、头临泣、风池、肝俞、肾俞、足三里、三阴交、太冲、涌泉。

【临床技法】

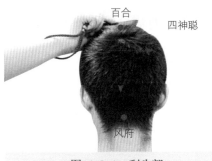

图14-2-1　刮头部

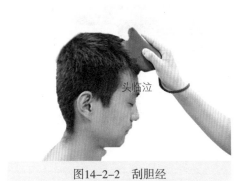

图14-2-2　刮胆经

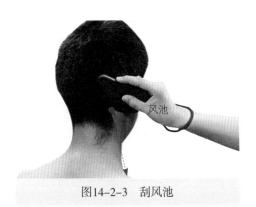

图14-2-3　刮风池

用砭板刮头部的四神聪，再循头部的督脉，从百会刮至风府，随后循双侧的胆经刮头临泣及风池至肩井部位。以局部发热为度，约5分钟（图14-2-1，图14-2-2，图14-2-3）。

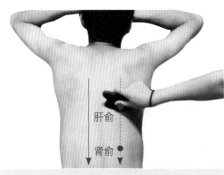

图14-2-4　刮背部

用刮板刮背部膀胱经上的肝俞、肾俞，局部可以出现轻微红晕（图14-2-4）。

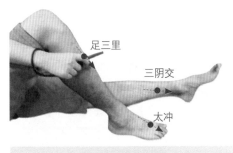

图14-2-5　刮下肢

用砭板刮下肢双侧的足三里、三阴交及太冲穴。局部可出现青紫色痕迹（图14-2-5）。

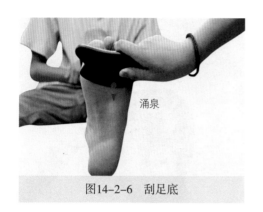

涌泉

可以经常用砭板刮足底肾经的涌泉穴，每日不限次数，每次5～10分钟（图14-2-6）。

图14-2-6　刮足底

日常养护

【食疗养生】

鸡蛋红糖

豆油适量放锅内烧热，将2个鸡蛋、30克红糖（放一点水搅拌）倒入锅内煎熟，空腹服用，连服10天。为巩固疗效，也可多服几天。

鸭蛋赤豆

鸭蛋1个、赤豆20粒，搅匀蒸熟，早晨空腹服，每日1次，连用7天。

【保健按摩】

用梳子背沿前额发际处，依次从右到左向后刮头皮至后颈部，用力适中。每日早晚各1次，每次15~20下，可有效治疗头晕。

注意事项

（1）饮食宜节食肥腻辛辣之物，戒烟酒，调情志。

（2）适当进行较为缓和的体育锻炼。

（3）久病体弱者禁用泻法刮拭。

第三节　头痛

概述

　　头痛是很多疾病都可以引起的一种自觉症状，局部疾病如颅内脑实质疾患、脑血管疾患、脑膜疾患、近颅腔的眼耳鼻咽疾患；感染中毒性疾病如流感、肺炎、疟疾、伤寒、煤气中毒、尿毒症、菌血症；心血管系统疾病如高血压、动脉硬化、贫血、心脏病；功能性疾病如神经衰弱、偏头痛、精神紧张性头痛、癔病和癫痫后头痛。

砭疗解析

【常见病机】

风寒头痛、风热头痛、风湿头痛、肝阳头痛、肾虚头痛、血虚头痛、痰浊头痛、瘀血头痛。

【所选砭具】

砭板。

【所用腧穴】

太阳、曲鬓、风池、百会、哑门、肩井、曲池、合谷。

【临床技法】

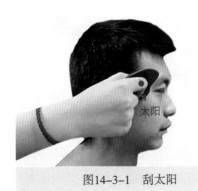

图14-3-1　刮太阳

　　用砭板刮擦经外奇穴太阳穴，及胆经双侧曲鬓、风池。每次5分钟（图14-3-1，图14-3-2，图14-3-3）。

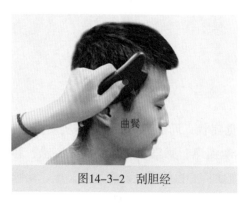

图14-3-2 刮胆经

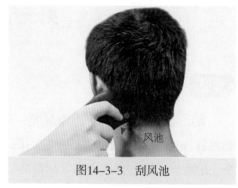

图14-3-3 刮风池

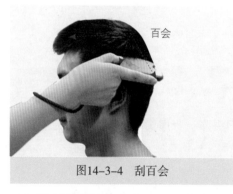

图14-3-4 刮百会

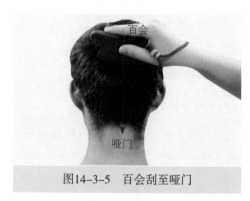

图14-3-5 百会刮至哑门

2 用刮板刮拭百会穴，以百会穴为中心，分别向前刮至前发际，向左右刮至耳上区，向后刮至哑门。以发热为度（图14-3-4，图14-3-5）。

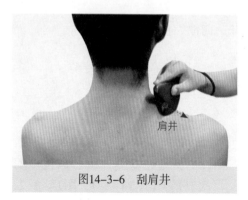

图14-3-6 刮肩井

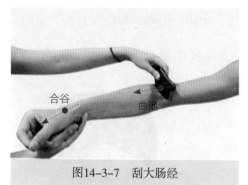

图14-3-7 刮大肠经

3 用砭板刮肩部胆经的肩井穴，每次3～5分钟，以局部发热为度（图14-3-6）。

4 用砭板刮上肢大肠经的曲池、合谷，每次5分钟（图14-3-7）。

用砭板刮擦患者整个头部，力度不可过重，以舒适为度，不必强求出现局部潮红等变化，每次刮治10~15分钟。并可配合风池、肩井、合谷穴，加强疗效。

日常养护

【食疗养生】

姜糖水

取姜3片、红糖15克，加水煮沸，趁热服。每日3次，每服500毫升。适用于外感风寒而致的头痛患者。

桂圆红枣汤

取桂圆肉10枚、红枣7枚，煎汤。每日睡前服用。用治头痛。

【保健按摩】

擦面：两手心搓热后，用两手掌擦面，由前额经鼻两头往下擦至下颌，再向上擦，一上一下为1次，擦32次。

按顶：两手大拇指按住百会穴，前后左右地按摩32次。

揉鼻：两掌大鱼际用力对搓发热，然后在迎香穴按摩32次。

注意事项　头痛期间应少食辛辣刺激之物，适当休息。

第四节　腰痛

　　腰痛是临床上常见症状，常见于腰部软组织损伤、肌肉风湿和脊柱、内脏病变等，表现为局部疼痛较剧烈，疼痛部位在脊中，或在一侧、或在两侧，腰部活动受限，不能前仰后卧，有持续性腰部疼痛，肌肉痉挛、僵硬，或疼痛放射到一侧下肢后外侧，有麻木感，有的遇寒冷潮湿时疼痛加重。

【常见病机】

　　感受寒湿和湿热之邪，或负重跌挫，以致邪阻瘀滞、经络气血不和；因体弱多病，年老精血不足，肾精亏虚，不能濡养经脉，故见腰痛。

【所选砭具】

砭板。

【所用腧穴】

肾俞、志室、腰眼、委中、人中、后溪。

【临床技法】

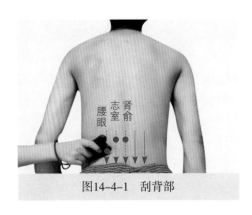

图14-4-1　刮背部

　　用砭板刃部在背部从上向下刮擦。先刮督脉；再刮双侧膀胱经，以肾俞、志室为主；最后刮经脉奇穴腰眼。以局部红晕为度，每次约5分钟（图14-4-1）。

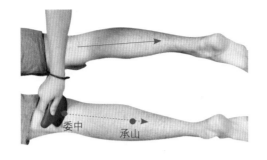

图14-4-2　刮下肢

用刮板刮下肢膀胱经，从委中刮至承山（图14-4-2）。

经常用刮板刮擦后背腰部，可以放松局部肌肉及各种组织。每天不拘次数，以局部发热为度（图14-4-3）。

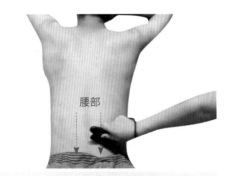

图14-4-3　刮背腰部

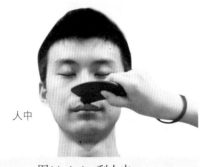

图14-4-4　刮人中

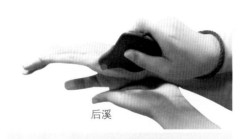

图14-4-5　刮后溪

若腰痛为扭伤所致，可加刮督脉的人中穴，小肠经患侧的后溪穴，及疼痛部位的阿是穴（图14-4-4，图14-4-5）。

日常养护

【食疗养生】

枸杞猪腰汤

食材：瘦肉200克，枸杞20克，猪腰2个，生姜2片，葱1根。

调味料：盐、胡椒粉、料酒。

做法：清理猪腰。猪腰对半切开，去掉白色筋膜，洗净，用盐腌制10分钟，洗净切小块，再用料酒浸泡10分钟；枸杞子、生姜、葱、瘦肉洗净，葱切段，瘦肉切薄片备用；锅中倒入一碗清水，放入所有食材，大火烧开5分钟后，改慢火煮20分钟，加盐、胡椒粉调味即可。

【保健按摩】

擦腰：搓手令热，以两手掌面紧贴腰部脊柱两旁，直线往返摩擦腰部两侧，一上一下为1遍，连做108～180遍。臆想腰部的热感越来越强而达整个腰部。每天摩擦腰部，具有行气活血、温经散寒、壮腰益肾等作用。腰部保健按摩，每天早晚各1次，坚持不懈，必见成效。

> **注意事项**
>
> （1）腰椎结核及肿瘤者不适宜做刮痧。
> （2）在治疗腰椎间盘突出时，可配合按摩牵引及手法复位等综合疗法。
> （3）腰椎骨折者，骨折愈合前局部禁刮。

第五节　水肿

概述

水肿是指血管外的组织间隙中有过多的体液积聚，为临床常见症状之一，是全身气化功能障碍的一种表现，与肺、脾、肾、三焦各脏腑密切相关。依据其症状表现不同而分为阳水、阴水二类，常见于肾炎、肺心病、肝硬化、营养障碍及内分泌失调等疾病。

中医学认为水肿多因感受外邪，饮食失调，或劳倦过度等，使肺失宣降通调，脾失健运，肾失开合，膀胱气化失常，导致体内水液滞留，泛滥肌肤，头面、眼睑、四肢、腹背，甚至全身浮肿。

水肿的临床表现为手指按压皮下组织少的部位（如小腿前侧）时，有明显的凹陷。水肿是一个常见的病理过程，其积聚的体液来自血浆，其钠与水的比例与血浆大致相同。习惯上，将过多的体液在体腔中积聚称为积水或积液，如胸腔积水、腹腔积水、心包积水等。

砭疗解析

【常见病机】

多因脾气虚、肾气虚、肺或膀胱气化失司，或三焦水道失畅，水液停聚，泛滥肌肤。

【所选砭具】

砭板，砭锥。

【所用腧穴】

阴陵泉、列缺、合谷、足三里、肾俞、八髎。

【临床技法】

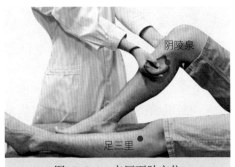

图14-5-1　点压下肢穴位

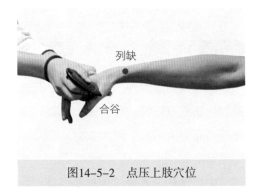

图14-5-2　点压上肢穴位

1 点法：阴陵泉点压；阴水在三阴交、足三里点压；阳水加列缺、合谷点刺，以通调水道（图14-5-1，图14-5-2）。

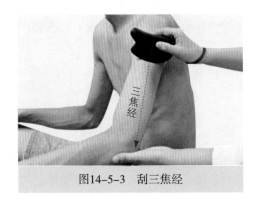

图14-5-3　刮三焦经

2 刮法：手少阳三焦经上肢段刮法（图14-5-3）。

3 熨法：见肾虚者加肾俞、八髎熨法（图14-5-4）。

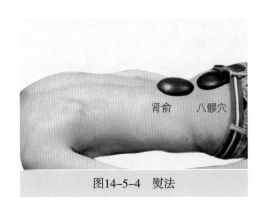

图14-5-4　熨法

日常养护

【食疗养生】

① 玉米须茅根饮

玉米须、白茅根各50克，共煎汤，加适量白糖分次服用。适用于阳水。

② 赤小豆鲤鱼汤

赤小豆60克，鲤鱼1条(去肠脏)，生姜10克，共炖汤，不放盐，吃鱼饮汤。适用于阴水。

③ 黄芪瘦肉汤

黄芪60克，猪瘦肉适量，共煎汤，不放盐，吃肉饮汤。适用于阴水。

【保健按摩】

① 脸部浮肿按摩：将脖子按照顺时针和逆时针的方向分别转三圈；从耳后到锁骨处用拇指和食指揉捏按压；将双手斜向上交叉，用左手按摩右肩，右手按摩左肩，可从双耳处向下至锁骨，轻轻按摩揉捏，左右交互各做10次。

② 腿肚浮肿按摩：用手掌贴合腿肚，左右交互分别从腿肚的内侧和外侧顺着腿肚到膝盖的方向摩擦，分别做10次；用同样的手法从胫骨开始向着膝盖内侧进行按压摩擦。

③ 下半身浮肿按摩：朝向墙壁仰头，以墙为支撑踮起双足；通过踮脚找到腿肚上感到僵硬膨胀的部位，以有痛感兼舒适感的力度用两手进行按压和揉捏；将膝盖上方囤积的赘肉用两手进行按摩揉捏；用两手包住脚部，从脚跟开始朝着股关节的方向摩擦，左右腿分别做20次。

注意
事项

（1）避免久站久坐；在家或办公时，每隔一段时间起身走动。

（2）入睡前，将脚抬高超过心脏的高度即可。

（3）生活规律，不要过度劳累。

第六节 中暑

概述

　　中暑是由于高温环境或烈日暴晒，感受暑热引起的一种急性病。由于病情程度之轻重而症状表现各异。可见突然高热、大量汗出、口渴、头晕耳鸣、胸闷、心悸、恶心、四肢无力、皮肤灼热，甚则猝然昏倒，不省人事。

砭疗解析

【常见病机】

热伤肺胃、热伤气营、气阴两虚。

【所选砭具】

砭板。

【所用腧穴】

人中、大椎、至阳、肺俞、心俞、天宗、曲泽、内关、曲池、合谷、委中。

【临床技法】

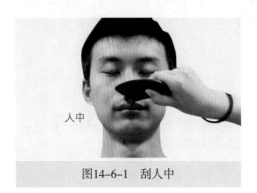

人中

图14-6-1　刮人中

用刮板刮头部督脉的人中穴，若紧急情况没有工具时，可以用拇指重按人中穴（图14-6-1）。

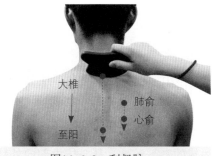

图14-6-2 刮督脉

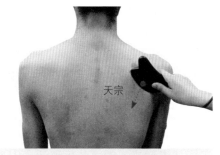

图14-6-3 刮小肠经

背部用刮板从上至下依次刮拭督脉、膀胱经和小肠经。督脉从大椎刮至至阳，膀胱经从肺俞刮至心俞，小肠经刮天宗。每次5～10分钟，以局部红晕为度（图14-6-2，图14-6-3）。

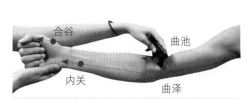

图14-6-4 刮心包经

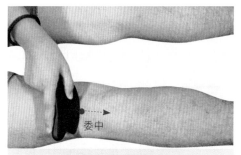

图14-6-5 刮膀胱经

可以经常刮上肢的心包经，从曲泽刮至内关，大肠经刮曲池、合谷。每日次数不限，每次5～10分钟，可以出现青紫色痕迹（图14-6-4）。

下肢刮膀胱经的委中穴，局部按压3～5分钟，可出现青紫色痕迹（图14-6-5）。

日常养护

【食疗养生】

西瓜汁

西瓜有解热、利尿作用。对因中暑而引起的发热、浮肿、口渴有很好的效果。西瓜除含有丰富的水分外，还含有丰富的维生素和矿物质。

取1/4个西瓜，榨汁。稍冷却后，喝下，更有效果。当然吃西瓜也有同样的效果。

冬瓜汁

冬瓜含有丰富的维生素C，有很好的利尿作用。可以把水分排出体外，降低身体的热度。对中暑和浮肿有很好的效果。

取新鲜的冬瓜，削去皮，切成小块，用纱布包起来。拧、挤、榨出汁来，喝下。或者加热，煮成冬瓜汤汁。中暑时，喝热的冬瓜汤汁，从身体内部向外散发水分，散发热量，恢复健康。

【保健按摩】

按揉大椎穴，将右手中指指腹放于大椎穴上，食指、无名指、小指附于穴位旁，中指用力按揉0.5～1分钟。揉掐风池穴，将双手拇指指尖放在两侧风池穴上，其余四指附在头部两侧，适当用力揉掐0.5～1分钟。掐百会穴，将右手半握拳，大拇指伸直，指尖放在百会穴上，适当用力掐0.5～1分钟。

注意事项

（1）应立即将中暑患者移至阴凉之处。

（2）病重者可同时药物治疗。

第七节　糖尿病

概述

　　糖尿病是一种以糖代谢紊乱为主的慢性内分泌疾病。早期可无症状，发展到症状期，临床上可出现多尿、多饮、多食、疲乏消瘦，即"三多一少"症状和空腹血糖高于正常及尿糖阳性，重症可见神经衰弱症状及继发的急性感染、肺结核、高血压、肾及视网膜等微血管病变。严重时可出现酮症酸中毒、昏迷，甚至死亡。

砭疗解析

【常见病机】

　　中医学称本病为"消渴"，因五志过极、偏嗜甘肥酒辛、恣情纵欲等，导致阴伤、燥热而发为消渴，其病变涉及肺、脾、肾，遍及三焦。

【所选砭具】

　　砭板、砭锥。

【所用腧穴】

　　脾俞、三焦俞、盲俞、肾俞、中脘、水分、气海、阳池、足三里、三阴交、合谷、曲池、太渊、孔最、足三里、胃俞、丰隆、大肠俞、腰俞、气海俞、关元俞、水泉、涌泉。

【临床技法】

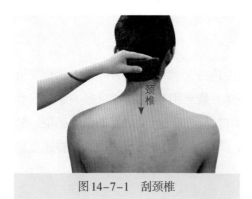

图 14-7-1　刮颈椎

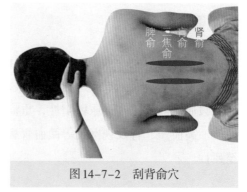

图 14-7-2　刮背俞穴

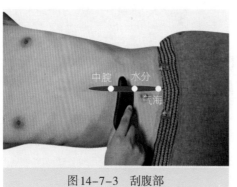

图 14-7-3　刮腹部

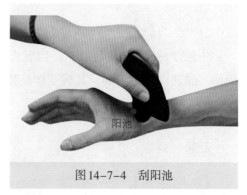

图 14-7-4　刮阳池

1 刮颈椎、脾俞、三焦俞、肓俞、肾俞、中脘、水分、气海、阳池、三阴交。

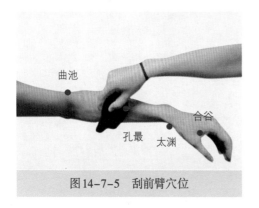

图 14-7-5　刮前臂穴位

2 上消加刮合谷、曲池、太渊、孔最等穴（图 14-7-5）。

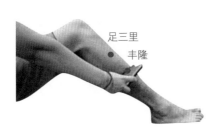

图14-7-6 刮小腿穴位

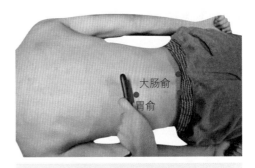

图14-7-7 刮大肠俞

中消加刮足三里、胃俞、丰隆、大肠俞等穴（图14-7-6，图14-7-7）。

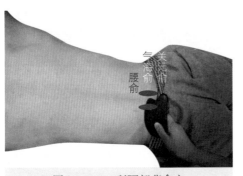

图14-7-8 刮腰部背俞穴

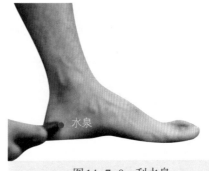

图14-7-9 刮水泉

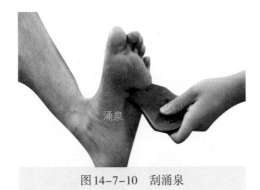

图14-7-10 刮涌泉

下消加刮腰俞、气海俞、关元俞、水泉、涌泉等穴（图14-7-8，图14-7-9，图14-7-10）。

日常养护

【食疗养生】

① 山药猪肝粥

山药60克，猪胰1具，干地黄30克。用瓦锅加适量清水煮猪胰，再入山药和干地黄同煎。饮汤吃肉。

② 海参猪胰鸡蛋炖

海参、猪胰、鸡蛋各1个。先将海参泡发切片与猪胰同炖，熟烂后将鸡蛋去壳放入，加酱油调味，每日服1次。

【保健按摩】

① 按揉关元穴：站立或仰卧，双手叠压，放在关元穴上，先顺时针按揉2分钟，再逆时针按揉2分钟，每天饭后半小时或者临睡前半小时开始按摩最佳。

② 点揉下肢足三里穴：可随时随地点揉，每次点揉5分钟，当感觉到酸胀的时候，就可以停止了。

③ 搓揉涌泉穴：每晚临睡前1小时，两手互相交叉着搓揉足底的涌泉穴，每天坚持搓揉10分钟。

注意事项

（1）砭石刮痧为治疗本病的辅助方法。在刮痧同时，须配合中西药物治疗。

（2）糖尿病患者抵抗力较差，治疗时应严格消毒，防止感染。

（3）重症者如发生酮症中毒及昏迷时，必须立即进行抢救。

（4）患者应严格按照规定进食，限制糖类，多食蔬菜、蛋白质及适量脂肪类食物。

第八节　失音

概述

　　失音是由于喉部疾患引起声音不扬，甚至嘶哑失音。声带结节是发生在声带上呈局部或弥漫性水肿样的良性增生物。本病为职业用嗓工作者的常见病之一。临床以慢性声音嘶哑，迁延难愈为主要表现。属中医学"慢喉喑"、"久喑"等范畴。

砭疗解析

【常见病机】

肺金虚损、肾阴不足。

【所选砭具】

砭板、砭锥、砭珠。

【所用腧穴】

太渊、列缺、合谷、照海、肺经、肾经。

【砭石治法】

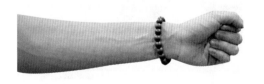

感法：手腕部佩戴砭石珠串（图14-8-1）。

图14-8-1　感法

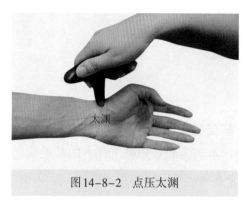

图 14-8-2　点压太渊

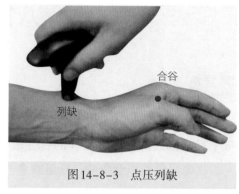

图 14-8-3　点压列缺

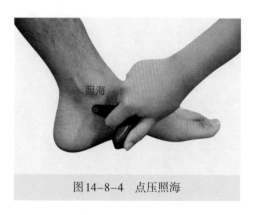

图 14-8-4　点压照海

2 刺法：取穴太渊、列缺、合谷、照海。选用砭锥依次在诸穴进行点按，每穴 3～5 分钟，局部可出现青紫色瘀斑，是正常现象（图 14-8-2，图 14-8-3，图 14-8-4）。

3 刮法：选用肾形砭板依次循手臂内侧肺经、小腿内侧肾经进行刮擦，通其经脉，每条经脉出现红晕为度（图 14-8-5）。

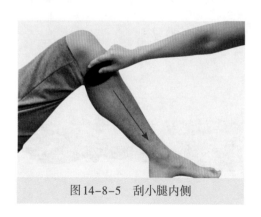

图 14-8-5　刮小腿内侧

日常养护

【食疗养生】

梨子

梨性凉，味甘多汁，有清热、生津、润燥、化痰的作用，对痰热失音者尤宜，肺燥阴伤者失音亦宜。《食疗本草》中记载："卒失音不语者，生捣汁一合顿服之，日再服。"民间用雪梨3个，捣烂，加蜂蜜50克，水煎后1日2次分服，治疗失音。

罗汉果

性凉，味甘，有较好的清肺化痰、养阴生津、利咽开音的效果。对失音之人，宜用罗汉果1个，切片，水煎，待冷后，频频饮服。对演员、教师、广播员等保护发音器官，防治失音，宜用罗汉果切碎，泡水代茶，常饮有效。

【保健按摩】

❶ 取坐位，家人立其左侧，用左手扶住其前额，右手拇指指腹端从风池穴推至大杼穴，重复进行5遍；再用左手扶住其枕部，右手拇指、食指指腹端轻轻揉动喉结旁开1分处、8分处及1.5寸处三线直下各30下，并配合拿揉人迎、水突穴各1分钟。

❷ 取仰卧位，家人立其左侧，将五指分开从胸骨向左右腋中线分梳2分钟；再用拇指指腹端按揉中府、云门、曲池、合谷穴各1分钟。

> **注意事项**
>
> （1）限制工作之外的说话时间，减少不必要的长时间聊天或打电话。
>
> （2）使用适当的音量说话，善用麦克风以应付不足之音量。
>
> （3）说话速度要慢，说话之间要常停顿吸气，一句话不要拉得太长。
>
> （4）尽量用腹部（即丹田）轻松发声，不要用胸部或绷紧脖子肌肉的方式讲话。
>
> （5）不抽烟、喝酒，勿吃辛辣油炸类食物，如浓茶、咖啡、辣椒、巧克力、冷饮等。
>
> （6）应避免用力清喉咙、咳嗽等动作。

（7）适当运动，常保持心情愉快与放松。

（8）喉糖、罗汉果、枇杷膏或胖大海等，只能稍微缓解症状，不可过度依赖。

第九节 脱肛

概述

《诸病源候论·痢病诸候》："脱肛者，肛门脱出也。"因气虚下陷，或胃肠湿热下注所致。脱肛又称肛管直肠脱垂，是直肠黏膜、肛管、直肠全层和部分乙状结肠向下移位，脱出肛门外的一种疾病，多见于体质虚弱的小儿和老年人，身高瘦弱者也易发生。幼儿发育不全，骶骨弧度较直，肛门括约肌肌力较弱，啼哭和腹泻常诱发脱垂，以部分脱垂较常见。成人因内痔经常脱出也可诱发，以直肠黏膜脱垂为多。女性因骨盆下口较大，多次分娩，可使盆底筋膜和肌肉松弛，故发病率女性高于男性。

砭疗解析

【常见病机】

气虚下陷、胃肠湿热。

【所选砭具】

砭板、砭锥、砭帽。

【所用腧穴】

百会、长强、足三里、膀胱经、督脉。

【治法】

感法：百会。经常佩戴泗滨砭石帽。

2 刺法：百会、长强、足三里。选用砭锥依次在诸穴进行点按，每穴3～5分钟，局部可出现青紫色瘀斑，是正常现象（图14-9-1，图14-9-2，图14-9-3）。

3 刮法：选用肾形砭板依次循腰背部膀胱经、督脉，小腿外侧胃经进行刮擦，通其经脉，每条经脉出现红晕为度（图14-9-4）。

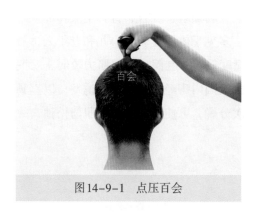

图14-9-1　点压百会

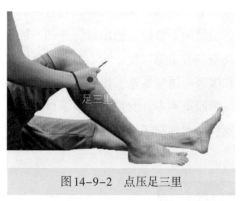

图14-9-2　点压足三里

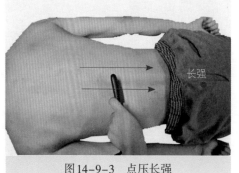

图14-9-3　点压长强

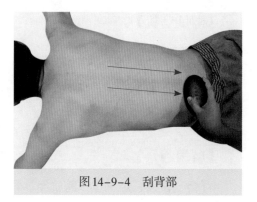

图14-9-4　刮背部

日常养护

【食疗养生】

何首乌煲鸡

何首乌30克，雌鸡1只（约500克）。将鸡宰杀去毛及内脏，以白纱布两三层包何首乌末，纳鸡腹内，加清水适量，放入锅内，煲至鸡肉离骨，取出首乌末，加盐、油、姜、酒调味，饮汤食鸡肉。一日内分2次服完。

鲫鱼黄芪汤

鲫鱼150～200克，黄芪15～20克，枳壳9克（炒）。将鲫鱼去鳃、鳞、内脏，先煎黄芪、枳壳，30分钟后下鲫鱼，鱼熟后取汤饮之，可少加生姜、盐以调味。

田螺炖猪肉

田螺肉120克、猪肉120克。将洗干净的田螺肉、猪肉入锅共炖。每日1剂，分4次服食。

【保健按摩】

❶ 取坐位，用食指直接按摩百会穴，使其感到局部有酸、麻、胀的感觉，以顺时针方向按摩。坚持每日按摩3~5次，每次5~10分钟。

❷ 取仰卧位，用指摩法摩腹3分钟；再用中指指腹端按揉气海、关元、天枢、足三里穴各1分钟。

❸ 取俯卧位，用拇指指腹端推上七节骨100次，按揉龟尾3分钟；再用双手拇指、食指自下而上捏脊5遍。

注意事项

（1）要及时治疗腹泻以及感染性肠炎、慢性痢疾等疾病。

（2）多食蔬菜防止便秘。

（3）养成良好的如厕习惯，忌久蹲茅厕用力排便。

（4）应积极预防和治疗百日咳、慢性气管炎、肺气肿等能增加腹压的疾病。

（5）要适当注意休息。

（6）经常作提肛运动以增加肛门括约肌的功能。

第十节　视神经萎缩

概述

　　视神经萎缩不是一个疾病的名称，而是指任何疾病引起视网膜神经节细胞和其轴突发生病变，致使视神经全部变细的一种形态学改变，为病理学通用的名词，一般发生于视网膜至外侧膝状体之间的神经节细胞轴突变性。视神经萎缩是视神经病损的最终结果。表现为视神经纤维的变性和消失，传导功能障碍，出现视野变化，视力减退并丧失。一般分为原发性和继发性两类。除上述症状外，眼底检查尚可见视乳头颜色为淡黄或苍白色，境界模糊，生理凹陷消失，血管变细等。

砭疗解析

【常见病机】

肝血不足、肾阴不足。

【所选砭具】

砭板、砭锥。

【所用腧穴】

承泣、睛明、膀胱经、胆经、肝经。

【临床技法】

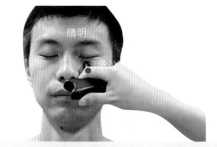

图 14-10-1 点压承泣

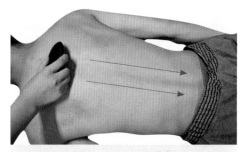

图 14-10-2 刮背部

刺法：承泣、睛明。选用砭锥依次在诸穴进行点按，每穴 3 ~ 5 分钟，局部可出现青紫色瘀斑，是正常现象（图14-10-1）。

刮法：选用肾形砭板依次循背部膀胱经、小腿外侧胆经、内侧肝经进行刮擦，通其经脉，每条经脉出现红晕为度（图14-10-2）。

日常养护

【食疗养生】

双耳汤

取黑白木耳各10克，冰糖30克，木耳洗净泡发，放入碗中，加冰糖和水，隔水蒸1小时，熟后食用。有滋阴补肾、活血化瘀功效。

菊花决明汤

茶菊花10克，槐花6克，决明子10克。水煎，1日3次分服。有清肝凉血之功。

谷精旱莲银耳汤

银耳10克，谷精草、旱莲草各9克。水煎服，每日1剂，每剂煎2次，上、下午各服1次。有凉血止血作用。

【保健按摩】

❶ 每天早起后到室外，最好在太阳未出来之前（不强求这点），面向西方，双脚并拢，双手自然下垂，舌头自然地挨着上牙床，凝神静气站好。

②双目轻闭，先呼气一口，后吸气，然后再呼再吸，共两口，后屏住呼吸，然后向左侧旋转眼睛，即先左上、左下、右下、右上。旋转7圈后稍停。再向右旋转眼睛7圈。

③左右7圈旋转都结束猛然睁大眼睛，看着远方，尤其站在高处看着远处的树木最好，因为刚才整个过程是吸气后屏住呼吸作的，所以睁眼同时后轻轻将气呼出，呼出第一口的同时轻轻抬起脚跟，同时两臂向正前方轻轻抬起，注意手掌伸直，手指并拢，拇指微微弯曲。然后再吸气、呼气、吸气。

④重复第二步和第三步，如此共做7次或5次。

注意事项

（1）位置和距离　电视机要放在放在光线较柔和地方，位置不要太高或太低，屏幕的中心位置尽量和眼睛处在同一水平线上。看电视的时候，眼睛和电视的距离要合适，不要太近或太远。看电视的时候，最好坐在屏幕的正前方。这在视神经萎缩的保健中能起到很好的作用。

（2）对比度和房间的亮度　如果对比度太大，光线的亮度也不均匀，容易造成眼睛过度疲劳。如果对比度太小，图像的色彩也不分明，很容易看不清楚图像。看电视的时候，屋内的光线不要太亮，也不要太暗，可以在室内开一盏柔和的小灯，这样眼睛就不会太疲劳。

（3）控制好时间　看电视的时间不宜太长，尤其是青少年，1~2小时最好，看电视的过程中，趁放广告或调换节目的时候，闭上眼睛休息一下或向远处眺望一会儿，避免眼睛过度疲劳。

第十一节　青光眼

概述

青光眼俗称青眼，中医学则称为绿风内障，症状为眼球胀痛、视力减退、头痛逐渐加重，伴有恶心呕吐、结膜充血、角膜浑浊等。此病起于肝肺痨热，痰湿上攻，也就是眼内之液体调节功能失常，因于水毒而引起的眼球疾患。西医则认为是眼内压过度增高的结果，此症会因压迫眼神经导致失明。

砭疗解析

【常见病机】

肝肺痨热，痰湿上攻。

【所选砭具】

砭板、砭锥。

【所用腧穴】

百会、风池、太阳、三阴交、太冲、攒竹、丝竹空、四白。

【砭石治疗】

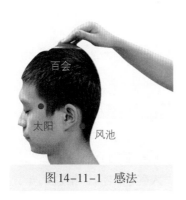

图14-11-1　感法

感法：百会、风池、太阳（图14-11-1）。

刺法：取穴三阴交、太冲、攒竹、丝竹空、四白。选用砭锥依次在诸穴进行点按，每穴3~5分钟，局部可出现青紫色瘀斑，是正常现象（图14-11-2，图14-11-3）。

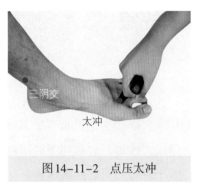

图14-11-2　点压太冲

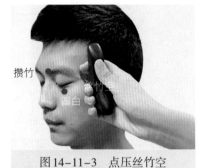

图14-11-3　点压丝竹空

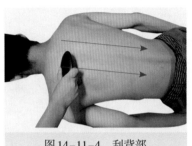

图14-11-4　刮背部

3 刮法：选用肾形砭板依次循背部、腰部膀胱经进行刮擦，通其经脉，每条经脉出现红晕为度（图14-11-4）。

日常养护

【食疗养生】

① 天冬15克，麦冬15克，粳米120克，冰糖适量。

用法：粳米洗净，加天冬、麦冬所煎之水，煮成二冬粥。加冰糖适量，每日2次，每次1小碗。

主治：适用于闭角性青光眼伴口干唇燥，大便干结者。

② 扁豆35克，豌豆35克，米粉250克。

用法：扁豆、豌豆磨粉，加入米粉，蒸为豆糕，分次食用。

主治：闭角性青光眼。

③ 甲鱼1只（约置250克），杜仲9克，料酒、精盐各适量。

用法：甲鱼活杀去内脏，加杜仲（纱布包）。入碗以料酒、精盐调味，隔水蒸熟，去杜仲。食甲鱼喝汤。

主治：适用于开角性青光眼耳鸣、腰酸、舌红少苔者。

【保健按摩】

❶ 按摩颈项部，因为颈部异常会导致眼睛疲劳、视力下降，甚至出现青光眼等症状。在异常部位多施以按揉便会收到很好的效果。快时只需3~5分钟就会感到眼睛变得明亮起来。

❷ 患者快速摩擦双手，感到双掌因摩擦发热时，迅速将手掌根部放在双眼球上，使眼球受到手的热敷。双手摩擦会产生高静电，眼球接触双掌会受到一股电流作用，产生治疗效应。如果每天数次，并持之以恒，可以有效缓解青光眼症状。

注意事项

（1）保持愉快的情绪：生气和着急以及精神受刺激，很容易使眼压升高，引起青光眼。

（2）保持良好的睡眠，避免过劳。

（3）少在光线暗的环境中工作或娱乐：在暗室工作的人，每1~2小时要走出暗室或适当开灯照明。情绪易激动的人，要少看电影，看电视时也要在电视机旁开小灯照明。

（4）不要暴饮暴食，不吃辛辣及有刺激性的食物。

（5）多吃蜂蜜及其他利水的食物：蜂蜜属于高渗剂，口服蜂蜜后，血液中的渗透压就会升高，于是把眼内多余的水分吸收到血液中来，从而降低眼压。除此以外，西瓜、冬瓜、红小豆也有利水降压的作用。

（6）常摸自己的眼球、看灯光：青光眼的特点是眼球发硬，看灯光有虹圈，发现后及早治疗。

（7）防止便秘：便秘的人大便时，常有眼压增高的现象，要养成定时大便的习惯，并多吃蔬菜、水果。

（8）坚持体育锻炼：体育锻炼能使血流加快，眼底瘀血减少，房水循环畅通，眼压降低。但不宜做倒立，以免使眼压升高。

（9）主动检查：老年人每年要量一次眼压，尤其是高血压病人。发现白内障、虹膜炎也要及早治疗，以免引起继发性青光眼。

第十二节 抑郁症

概述

抑郁症，属中医学"郁证"范畴。郁证是由于情志不舒，气机郁滞所引起的一类病证。主要表现情绪抑郁，或喜怒无常，兴趣减低，悲观，思维迟缓，缺乏主动性，自责自罪，饮食、睡眠差，担心自己患有各种疾病，感到全身多处不适，严重者可出现自杀念头和行为。

砭疗解析

【常见病机】

郁怒不畅，肝失条达，肝郁抑脾，脾虚不能生化气血，气血阴津不足，不能奉养心神，则神失所藏；或脾气虚弱，不能为胃行其津液，致肾阴亦虚，不能上济于心，心火妄动，神无所主，则心神不宁，哭笑无常。

【所选砭具】

砭板。

【所用腧穴】

膻中、鱼际、神门、膈俞、心俞、内关。

【临床技法】

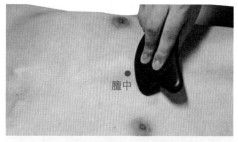

图 14-12-1　刮膻中

刮膻中、鱼际、神门、膈俞、心俞、内关（图 14-12-1，图 14-12-2，图 14-12-3）。

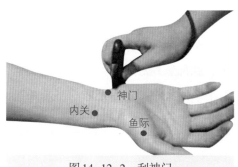

图 14-12-2　刮神门

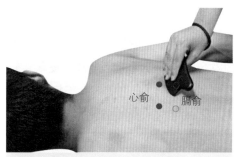

图 14-12-3　刮心俞

日常养护

【食疗养生】

❶ 远志枣仁粥

做法：远志、炒枣仁、枸杞子各 15 克，大米 150 克。将上述中药与大米淘净加水适量共同煮成粥，即可食用。这款抑郁症食疗粥品具有解郁、安神之效。

❷ 首乌桑葚粥

做法：首乌 20 克、合欢、女贞子、桑椹各 15 克，小米 150 克。将上述四味药加水煎煮，去渣取药汁 300 毫升再与小米粥同煮 5 分钟后即可。有滋补肝肾之效，不仅可用于抑郁症食疗，对失眠、忘记、烦躁也有很好的改善作用。

【保健按摩】

① 按头　每晚临睡前半小时搓热双手掌，再将双手掌贴于面颊；两手中指按于迎香穴向上推，经过睛明、攒竹等穴至发际；然后，两手掌向两侧至额角而下，中指经耳廓前部返回起点。如此反复按摩30~40次。

② 搓胸　盘膝坐位，右手平贴右肋部，向左上方推至左肩部；然后，左手平贴左肋部，向右上方推至右肩部。两边各30次。

③ 揉腹　盘膝坐位，一只手的手掌压于另一只手的手背上，按于腹部，以脐为中心，先顺时钟方向揉腹30次，再逆时钟方向揉腹30次。

④ 抹腰　盘膝坐位，两手四指向后叉腰，沿脊柱旁自上而下抹至臀部30次。如果发现有压痛点，可用手指在局部按压半分钟。

⑤ 揉膝　坐位，两手掌按于两膝膑骨上，由外向内揉动30次，再反方向揉动30次。揉动时，手掌不要离开皮肤，轻度用力，膝部感到舒适即可。

⑥ 搓脚掌　坐位，左手握左踝关节，右手来回搓左脚掌即足底前半部30次；然后，右手握右踝关节，左手搓右脚掌30次。

> **注意事项**
>
> 　　在治疗同时，必须配合精神安慰，做好思想工作，多加解释和鼓励，使病人树立起战胜疾病的信心，并适当地参加体育锻炼。

第十三节　再生性贫血障碍

概述

再生性贫血障碍是由多种病因所引起的骨髓造血组织明显减少，导致骨髓造血功能衰竭的综合征。原发性发病原因不明，目前推测可能与缺乏造血干细胞和自身免疫有关。临床表现主要为进行性贫血、体表及内脏出血以及反复感染等。

砭疗解析

【常见病机】

骨髓造血组织减少，造血功能衰竭，导致周围血全血细胞减少。

【所选砭具】

砭板、砭锥。

【所用腧穴】

血海、地机、脾俞、心俞、膀胱经、脾经。

【临床技法】

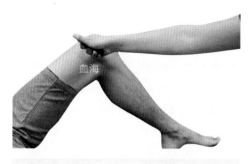

血海

图14-13-1　点压血海

刺法：取穴血海、地机、脾俞、心俞。选用砭锥依次在诸穴进行点按，每穴3～5分钟，局部可出现青紫色瘀斑，是正常现象（图14-13-1，图14-13-2，图14-13-3）。

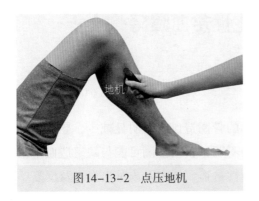

图 14-13-2　点压地机

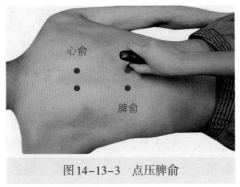

图 14-13-3　点压脾俞

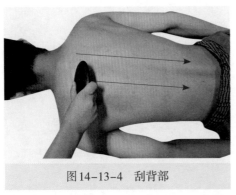

图 14-13-4　刮背部

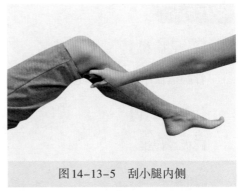

图 14-13-5　刮小腿内侧

2 刮法：选用肾形砭板依次循背部、腰部膀胱经，小腿内侧脾经进行刮擦，通其经脉，每条经脉出现红晕为度（图 14-13-4，图 14-13-5）。

日常养护

【食疗养生】

胎盘饮

胎盘半个，冬虫夏草15克，桂圆肉30克，同炖。

二冬甲鱼汤

甲鱼1只，天冬、麦冬各15克，枸杞5克，生地15克，同煮，待甲鱼熟透即可。

乌鸡汤

乌骨鸡1只，冬虫夏草10克，黄精5克，熟地5克，党参10克。同煮2~3小时即食。

【保健按摩】

患者取坐或卧位，两手十指相交叉，横置按于膻中穴(胸上，两乳头连线中点)，两掌根按置胸内侧，自上而下，稍用力推至腹尽处，推20次。双手拇指分按于两侧腿部的血海穴(大腿内侧，膝关节内上方约2寸，屈膝时肌肉隆起处)上，作旋转按揉1分钟。

注意
事项

（1）预防感染：日常生活中要注意增减衣服，避免受凉。做好个人卫生，保持皮肤清洁，勤洗澡、更衣、剪指甲。居室定时通风，少出入公共场所，外出时戴口罩。注意口腔卫生，餐后睡前漱口。

（2）预防出血：可能出血是每个人经常遇到的情况，但是对于再障患者来说要尽量地避免。根据病情适当活动，活动时防止滑倒或外伤，以免伤后出血。

第十四节　肥胖

概述

　　肥胖是指人热量的摄入大于消耗，导致体内脂肪积聚过多和分布异常。超过标准体重20%者称为肥胖症，是目前最常见的营养疾病之一。肥胖症可见于任何年龄，40~50岁多见，女性多于男性。女性脂肪分布以腹部、臀部及四肢为主，男性以颈部及躯干为主。肥胖症的形成不外摄入过多或消耗相对减少两方面。饮食不节，过食肥甘厚味；久卧久坐，多逸少劳；七情所伤，肝郁气滞，均能导致脾胃运化失常，脾虚湿盛，痰湿流溢，蓄积于机体，使人臃肿肥胖；另外还与人的先天禀赋与体质有关。

砭疗解析

【常见病机】

　　胃火过盛，痰湿停滞，脾肾两虚。

【所选砭具】

　　砭板、砭锥。

【所用腧穴】

　　肺俞、脾俞、肾俞、肝俞、胃俞旁的有效点；膻中、中脘、关元（任脉）；孔最至列缺（肺经）、曲池（大肠经）；丰隆（胃经）、三阴交（脾经）；阿是穴（肥胖的局部）。

【临床技法】

刮拭顺序为：背部→腹部→上肢→下肢。

刮痧力度要适中，每天刮1~2次，若按力大，刮拭时间长，必须涂刮痧介质保护皮肤，用平补平泻法，以出痧为度。

肥胖的局部可经常刮拭，促其被动运动，加强新陈代谢，消除局部的水分和脂肪（图14-14-1，图14-14-2，图14-14-3，图14-14-4，图14-14-5，图14-14-6）。

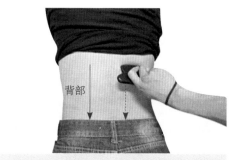

图14-14-1 刮背部

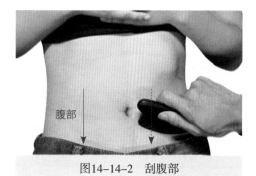

图14-14-2 刮腹部

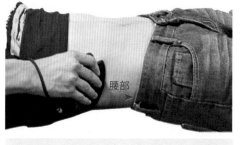

图14-14-3 刮腰部

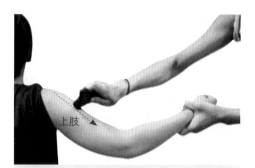

图14-14-4 刮上肢

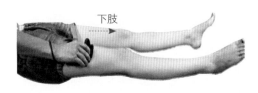

图14-14-5 刮下肢外侧（1）

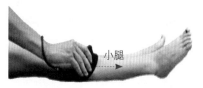

图14-14-6 刮下肢外侧（2）

日常养护

【食疗养生】

苹果餐减肥法

早餐：一瓶牛奶（或不加糖咖啡）+ 一颗白煮蛋（或茶叶蛋）。苹果：从中午12：00开始，每2小时吃一个苹果直至晚上20：00，一共5个，吃完就不再进食。

芝麻 + 海带瘦身法

把它们放在一起同煮，能起到美容、美体、抗衰老的作用。因为芝麻能改善血液循环，促进新陈代谢，其中的亚油酸有调节胆固醇的功能，维生素E又可防衰老。海带含有钙和碘，能对血液起净化作用，促进甲状腺素的合成，两者合一，效果倍增。

【保健按摩】

腹部按摩，主要有摩、按、提拿、揉、轻拍等手法。每次10分钟为宜，促进心肺功能增强，促进肠的蠕动、腹肌的收缩，使脂肪转化为热量而被消耗，从而减少腹部脂肪的堆积。

操作方法：施术者将拇指、掌根或用手掌按压在患者的某个部位或者穴位上，然后让患者作腹式呼吸，当呼气时，施术者也随着呼气;当吸气时，手法可轻些。如此反复进行操作，直至病人施术部位有发热感或者感到舒服为止。

注意事项

（1）运动后不要吃太多，睡前3小时绝对不能吃东西。

（2）喜欢吃但是容易长胖的食物尽量放在中午以前吃。

（3）改善晚餐，提早一点吃。

（4）进食后半个小时不要坐着，要走动走动。